LETZTE HILFE

T V Z

GEORG BOLLIG, RITA FAMOS, MATTHIAS FISCHER,
EVA NIEDERMANN, HEINZ RÜEGGER

Letzte Hilfe

Schwerkranke und sterbende Menschen begleiten

Schweizer Ausgabe

herausgegeben von der Reformierten Kirche Kanton Zürich

TVZ
Theologischer Verlag Zürich

Der Theologische Verlag Zürich wird vom Bundesamt für Kultur mit einem Strukturbeitrag für die Jahre 2019–2020 unterstützt.

Bibliografische Informationen der Deutschen Nationalbibliothek
Die Deutsche Nationalbibliothek verzeichnet diese Publikation in der Deutschen Nationalbibliografie; detaillierte bibliografische Daten sind im Internet über http://dnb.dnb.de abrufbar.

Umschlaggestaltung
Mario Moths, Marl
Unter Verwendung eines Bilds (Ausschnitt) von
Verena Staggl © Verena Staggl, St. Gallen

Illustrationen Innenteil
Verena Staggl © Verena Staggl, St. Gallen

Satz und Layout
Mario Moths, Marl

Druck
AZ Druck und Datentechnik GmbH, Kempten
ISBN 978-3-290-18338-7 (Print)
ISBN 978-3-290-18339-4 (E-Book: PDF)

© 2020 Theologischer Verlag Zürich
www.tvz-verlag.ch
Alle Rechte vorbehalten

INHALT

Vorwort	9
1. Einleitung *Georg Bollig, Eva Niedermann*	13
Von der Idee zum internationalen Projekt	13
Erste Hilfe und Letzte Hilfe als Ausdruck gelebter Mitmenschlichkeit	18
Erste Hilfe und Letzte Hilfe gehören zusammen	20
Die Kette der Palliativversorgung	21
Der *Letzte Hilfe Kurs*	26
Warum alle Menschen ein Basiswissen in Letzter Hilfe brauchen	29
Spiritualität der Sorge	32
2. Sterben ist ein Teil des Lebens *Matthias Fischer, Georg Bollig*	37
Wie erkennt man, dass ein Mensch stirbt?	38
Was passiert, wenn ein Mensch stirbt?	39
Reaktionen auf begrenzte Lebenszeit und Trauer	40
Geteilte Unsicherheit	43
Sterbenarrative – der Wunsch nach einem guten Sterben	44
3. Vorsorge zwischen Selbstverantwortung, Selbstbestimmung und Gelassenheit *Heinz Rüegger*	51
Selbstverantwortung im Zeichen des Autonomie-Prinzips	51

Erwachsenenschutzrecht	53
Vorsorgeauftrag	54
Patientenverfügung	56
Medizinische Entscheidungen am Lebensende	61
Grenzen der Vorausplanung	63
Gelassenheit	65
4. Leiden lindern *Eva Niedermann, Georg Bollig*	69
Vom Umgang mit Leiden und Schmerz	71
Ernährung und Flüssigkeit am Lebensende	76
Mundtrockenheit – Mundpflege als praktische Massnahme der Letzten Hilfe	79
5. Abschied nehmen *Rita Famos*	85
Wenn der Tod eintritt	85
Bestattungsformen und Abschiedsfeier	89
Zeit der Trauer	91
Wenn die Trauer Hilfe braucht	93
6. Begriffe und Definitionen aus der Palliativversorgung	97
Was ist Palliative Care?	97
Hilfreiche Kontakte und Adressen	103
Nachweis der zitierten Gedichte	104

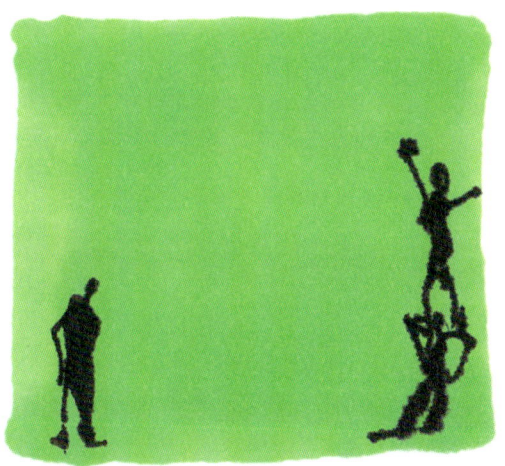

Verena Staggl, 2001

VORWORT

Alles, was lebt, muss irgendwann auch sterben. Das gilt für alle, auch für Menschen, auch für uns, die dieses Buch geschrieben haben oder lesen. Allerdings könnte man meinen, dass der Tod oft keinen Platz mehr im Leben hat. Sich über Sterben und Tod Gedanken zu machen, passt eigentlich nie, und man hofft, dass man sich erst in der weit entfernten Zukunft mit dieser Tatsache zu befassen hat. Gespräche im Freundeskreis über Fussball, Literatur und Reiseziele sind oft naheliegender als Gespräche über den Sinn des Lebens und den Tod. Gleichwohl sind solche Gespräche und das Nachdenken über Sterben und Tod wichtig und lassen einen das Leben intensiver wahrnehmen und wertschätzen.

Dieses Buch ist im Umfeld der *Letzte Hilfe Kurse* entstanden. Dort haben die Kursleitenden immer wieder erlebt, dass Reden über Sterben und Tod sich lohnt und als bereichernd empfunden wird. Die Kurse können dazu beitragen, Angehörige und deren Umfeld in die Umsorgung von schwerkranken und sterbenden Menschen einzubeziehen und Hilflosigkeit bei der Begleitung Sterbender zu vermindern. Die Kurse ermutigen zu mehr gelebter Mitmenschlichkeit und zivilgesellschaftlichem Engagement.

Wir Kursleitenden wünschen uns, dass die *Letzte Hilfe Kurse* so normal werden wie Erste-Hilfe-Kurse, damit sich in Zukunft mehr Menschen an der Umsorgung Sterbender beteiligen, und so ein Sterben in der häuslichen Umgebung häufiger möglich wird. Schliesslich wünschen sich die meisten

Menschen, zu Hause zu sterben. Mit «zu Hause» kann hierbei das eigene Haus, die eigene Wohnung oder das Pflegeheim gemeint sein. Es bedeutet jedoch vor allem, im Kreis vertrauter Menschen sterben zu können.

Aufgrund der weltweiten demografischen Entwicklung ist in den nächsten Jahren mit einem Anstieg der Zahl alter, schwerkranker, pflegebedürftiger und sterbender Menschen zu rechnen. Hinzu kommt, dass durch die verbesserten Methoden der modernen Medizin das Leben verlängert werden kann. Dies ist eine grosse Errungenschaft, hat jedoch auch die Verlängerung von Leidens- und Sterbeprozessen zur Folge. Durch die vielen medizinischen Möglichkeiten, werden auch Betroffene und Angehörige stärker einbezogen und belastet, nicht zuletzt durch die Notwendigkeit, immer mehr zu entscheiden wie zum Beispiel:

- Wie viele Chemotherapien soll man machen?
- Wann stellt man die Behandlung ein?
- Um welchen Preis soll man das Leben verlängern?
- Wie wird die Lebensqualität noch sein?
- Wann ist ein Leben eigentlich noch lebenswert?

All diese Fragen sind zutiefst existenziell und die Antworten darauf ganz individuell. Es macht also Sinn, über Sterben und Tod nachzudenken und zu sprechen, denn es gibt keine pauschalen Lösungen. Dazu möchte der *Letzte Hilfe Kurs* und dieses Buch aufrufen und beitragen.

Das Modell der *compassionate communities* (zu Deutsch: sorgende Gemeinschaften) von Alan Kellehear[1] beschreibt die Verantwortung aller Menschen für einander, für Angehörige, Freundinnen und Freunde, Nachbarn. Die ge-

---

1 Kellehear, Alan: Compassionates Communities, London 2005/2013

samte Gesellschaft muss gemäss Kellehear Verantwortung übernehmen und jeder und jede Einzelne ist aufgerufen, anderen Menschen bei Bedarf beizustehen, im Leben und im Sterben. Es ist also wichtig, sich von dem Gedanken zu verabschieden, dass die Spezialisten es schon richten werden. Alle können und sollen anderen Menschen helfen. Das Grundwissen für die Hilfestellung beim Leben und Sterben liefern Erste-Hilfe-Kurse und *Letzte Hilfe Kurse*. Beide sind wichtig und ergänzen einander.

Wir Autorinnen und Autoren sind der festen Überzeugung, dass *Letzte Hilfe Kurse* eine mitmenschliche Haltung fördern und damit ihren Beitrag zu einer «sorgenden Gemeinschaft am Lebensende» leisten. Was das Besondere der Kurse ausmacht, wie sie entstanden sind, wird im ersten Kapitel erläutert.

Sterben ist ein Teil des Lebens: Mit diesem Thema beginnt der *Letzte Hilfe Kurs*. Im Buch orientieren wir uns inhaltlich am Ablauf des Kurses. Der Sterbeprozess hat viele Facetten und unterschiedliche Dimensionen, die zusammenspielen. Das wird im Kapitel 2 ausgeführt.

In Kapitel 3 werden die Lesenden auf Fragen rund um die Vorsorge und Selbstverantwortung vorbereitet, die nicht erst am Lebensende bearbeitet und besprochen werden sollten.

Nicht alles Leiden muss hingenommen und ausgehalten werden, Leiden kann gelindert werden. Was Angehörige dazu beitragen können, ist in Kapitel 4 zu lesen.

Den Schluss des Buches macht das Kapitel «Abschied nehmen». Hier geht es ganz konkret um den Eintritt des Todes, um die ersten Stunden danach, um Abschiedsfeiern und die Zeit der Trauer.

Dieses Buch vermittelt also die Grundlagen von Letzter Hilfe und des Umsorgens von schwerkranken und sterbenden Menschen. Es ist eine gute Ergänzung für den Besuch eines *Letzte Hilfe Kurses*, kann aber auch ohne den Kurs als allgemeine Information zu den Themen Sterben und Tod dienen. Es basiert auf dem internationalen Kurskonzept der *Letzte Hilfe Kurse* und der deutschen Vorlage zu *Letzte Hilfe*.[2] Das vorliegende Büchlein ist eine Adaption für die Schweizer Kurse und berücksichtigt Schweizer Verhältnisse, Gesetzgebung und Tradition.

Georg Bollig, Arzt für Palliativ- und Notfallmedizin, Initiator der *Letzte Hilfe Kurse* und Gründer von *Last Aid International*

Rita Famos, Pfarrerin, Leiterin Abteilung Spezialseelsorge der Reformierten Kirche des Kantons Zürich

Matthias Fischer, Pfarrer und Seelsorger

Eva Niedermann, Fachmitarbeiterin Alter und Generationen der Reformierten Kirche des Kantons Zürich

Heinz Rüegger, freischaffender Theologe, Ethiker und Gerontologe

---

2   Bollig, Georg; Heller, Andreas; Völkel, Manuela: Letzte Hilfe, Umsorgen von schwer erkrankten und sterbenden Menschen am Lebensende, Esslingen 2016

1. EINLEITUNG

Georg Bollig, Eva Niedermann

Von der Idee zum internationalen Projekt

Letzte Hilfe? – du meinst doch sicher Erste Hilfe, oder? So oder so ähnlich beginnen viele Gespräche zum Thema Letzte Hilfe. Die Idee eines *Letzte Hilfe Kurses* für alle ist inspiriert durch meine persönlichen Erfahrungen und meinen Werdegang. Die Idee entstand in Diskussionen mit Kollegen und Studierenden eines Masterstudiengangs in Palliative Care am IFF Wien/Universität Klagenfurt zwischen 2005 und 2008. Grundlage dafür ist ein humanistisches Weltbild. Die Idee des *Letzte Hilfe Kurses* wurde erstmals in meiner 2008 an der Universität Klagenfurt/IFF Wien abgeschlossenen Master Thesis zum *Master of Advanced Studies* in Palliative Care beschrieben und veröffentlicht. Der folgende Abschnitt basiert in Teilen auf der als Buch veröffentlichten Masterthesis.[3]

Ausgangspunkt der Idee, *Letzte Hilfe Kurse* für die Bevölkerung einzuführen, war die jahrelange Erfahrung aus der Notfallversorgung als Erste-Hilfe-Ausbilder, Rettungssanitäter und Notarzt. Meiner Ansicht nach kann man für

---
[3] Bollig, Georg: Palliative Care für alte und demente Menschen lernen und lehren, Berlin 2010

die Ausbildung von Bürgerinnen und Bürgern viel aus dem Bereich der Ersten Hilfe und der Notfallmedizin lernen. Die zwei wesentlichen Aspekte sind Standardisierung und flächendeckende Ausbildung sowohl professioneller Helfer als auch interessierter Laien. Beachtliche Erfolge in der Verbreitung von Erster Hilfe und der Motivation, Erlerntes auch tatsächlich anzuwenden, wurden in der amerikanischen Stadt Seattle erzielt. Durch hervorragende Öffentlichkeitsarbeit und das Anbieten von kurzen, ca. zweistündigen Mini-Erste-Hilfe-Kursen konnten breite Bevölkerungskreise erreicht und in Herz-Lungen-Wiederbelebung ausgebildet werden. Dies führte dazu, dass die Überlebenswahrscheinlichkeit im Falle eines Herzstillstandes in Seattle wesentlich höher ist als in anderen Städten auf der ganzen Welt. Tatsächlich liegt die Überlebensrate für einen Herzstillstand in Seattle und King County bei beachtlichen 46 % im Vergleich zu 6–10 % im Rest der Vereinigten Staaten. Erreicht wurde dies nur durch das Zusammenkommen von fachlicher Expertise, Aufklärungsarbeit und dem Willen sowie der Teilnahmebereitschaft breiter Bevölkerungsschichten. Seit 1971 werden durch das sogenannte «Medic II program» jährlich ca. 12 000–13 000 Menschen in Seattle und King County in lebensrettenden Massnahmen und Herz-Lungen-Wiederbelebung geschult. Die Schulungen erfolgten durch Feuerwehrleute/Rettungsassistentinnen und Rettungsassistenten des örtlichen Rettungsdienstes (Medic I Seattle). Ich selbst konnte im Jahre 1994 an einem solchen Kurs in Seattle teilnehmen und war beeindruckt von der aktiven Teilnahme von Menschen aus unterschiedlichsten sozialen Schichten. Daher lässt sich schlussfolgern, dass flächendeckende Verbreitung entsprechender Kenntnisse und die Motivation, erlerntes Wissen und Fertigkeiten auch anzuwenden, Schlüsselfaktoren zum Erfolg der Implementierung sind.

Die zwei wichtigsten Strategien, um möglichst viele Menschen als Kursteilnehmende zu gewinnen und sowohl die zeitliche als auch die finanzielle Belastung gering zu halten, sollten dabei 1.Vereinfachung der Lehrinhalte und 2.Verkürzung der Unterrichtsdauer sein.

Über die reine Vermittlung von Faktenwissen hinaus sind die Motivation, sich mit dem Thema und den eigenen Wertvorstellungen auseinanderzusetzen, sowie die Reflexion und ggf. Änderung eigener Haltungen Ziel solcher Angebote.

Was bei den Erste-Hilfe-Kursen funktioniert, kann auch für die Letzte Hilfe, die Hilfestellung und Begleitung am Lebensende gelten. Die praktische Erfahrung mit den *Letzte Hilfe Kursen* hat gezeigt, dass diese viele Menschen dazu anregen, sich weiter mit dem Thema zu beschäftigen oder gar eine Ausbildung zum Hospizhelfer oder zur Hospizhelferin anzustreben. Um allen, die es brauchen, den Zugang zu Palliativversorgung zu ermöglichen, muss Palliative Care sich wandeln: weg vom Expertenwissen und hin zum Allgemeinwissen. Die Ausbildung der gesamten Bevölkerung ist ein Schritt in diese Richtung, der Wissen um Palliative Care in kollektives Allgemeinwissen zu überführen sucht. Der von mir vorgestellte Allgemeinwissen-Ansatz basiert auf der Aus- und Fortbildung sowohl von Mitarbeitenden in der Altenhilfe und im Gesundheitswesen als auch der gesamten Bevölkerung.

Ziel ist die Verbreitung palliativen Gedankenguts und der Hospizphilosophie in der gesamten Bevölkerung. Die Verbreitung von Wissen um Palliative Care und *end of life care* in der Öffentlichkeit ist eine grosse Herausforderung.

2014/2015 gab es die ersten *Letzte Hilfe Kurse* in Deutschland, Norwegen, und Dänemark. Mittlerweile gibt es eine internationale Arbeitsgruppe (*International Last Aid working group*) mit Expertinnen und Experten aus 14 teilnehmenden europäischen Ländern plus Australien. Diese Gruppe trifft sich regelmässig, um Kursinhalte an den aktuellen Stand der Wissenschaft anzupassen und international zu vereinheitlichen. Hierbei werden nationale Besonderheiten und Regelungen natürlich beachtet und berücksichtigt. Derzeit gibt es in den deutschsprachigen Ländern bereits mehr als 2000 Kursleitende für *Letzte Hilfe Kurse* und über 25 000 Bürgerinnen und Bürger haben *Letzte Hilfe Kurse* besucht. Um die Qualität der Kurse laufend zu verbessern, gibt es neben der europäischen Expertengruppe noch ein Forschernetzwerk (*Last Aid Research Group Europe* = LARGE), das sich um die wissenschaftliche Begleitung der Kurse bemüht. Die erste internationale wissenschaftliche *Last Aid Conference* fand im September 2019 in Sønderborg, Dänemark statt. Im Oktober 2020 findet die *2. International Last Aid Conference* aufgrund der COVID-19-Pandemie online statt.

In der Schweiz gibt es seit 2017 *Letzte Hilfe Kurse* in Zusammenarbeit mit der Reformierten Kirche des Kantons Zürich. Das Angebot stösst auf grosses Interesse und hat sich rasch ausgeweitet. Mittlerweile werden die Kurse in vielen Kantonen angeboten und in deutscher, französischer und italienischer Sprache durchgeführt. International kommen weitere Sprachen wie Englisch, Litauisch, Slowenisch, Russisch, Japanisch und Chinesisch dazu. An der weiteren internationalen Verbreitung des *Letzte Hilfe*-Projektes wird intensiv gearbeitet.

Die folgende Abbildung zeigt ein Stufenmodell der Entwicklung des Projekts *Last Aid International*. Sie stammt aus meiner Arbeit im Rahmen der *European Palliative Care Academy* (EUPCA)[4] zur internationalen Verbreitung der *Letzte Hilfe Kurse*. Die Ziele der Stufe 2 wurden bereits schneller als geplant erreicht.

---

4 Siehe www.eupca.eu/alumni-2017-2019. Dort finden sich auch mehr Informationen zum EUPCA-Projekt.

Stufe 4 (Zukunftsperspektive):
- Weitere Verbreitung der *Letzte Hilfe Kurse* weltweit
- Aufnahme weiterer Länder in die International Last Aid working group

Stufe 3 (Start während des EUPCA-Projekts ab 2018):
- ✓ Präsentation und Vorträge auf internationalen Kongressen (z. B. in, Liepaja, Sønderborg, Vilnius, Ljubljana, München, Palermo)
- ✓ Kooperation mit der EAPC (EAPC *taskforce Last Aid* seit 2019)
- ✓ *International Last Aid working group* (Stand Juni 2020: 14 Länder)
- Übersetzung des Curriculums und der Präsentation in andere Sprachen
- Testen der Machbarkeit und Akzeptanz der *Letzte Hilfe Kurse* in teilnehmenden Ländern
- Internationaler Delphi process zur Verbesserung des *Letzte Hilfe Kurs*-Curriculums

Stufe 2 (EUPCA-Projekt 2017–2018):
- ✓ Implementierung einer *International Last Aid working group* mit 10 Europäischen Ländern
- ✓ Consensus eines internationalen Curriculum und *Letzte Hilfe Kurs*-Präsentation

Stufe 1 (2014–2017):
- ✓ Multinationale Arbeitsgruppe mit Experten aus Deutschland, Dänemark und Norwegen
- ✓ Pilot-Studie mit Test der Machbarkeit und Akzeptanz des *Letzte Hilfe*-Projektes
- ✓ Die Machbarkeit und Akzeptanz der Bevölkerung wurde in erschiedenen Ländern bewiesen
- ✓ Förderpreis der Deutschen Gesellschaft für Palliativmedizin 2015
- ✓ Präsentation und Vorträge auf internationalen Kongressen (z. B. in Dublin, Montreal, Madrid, Edinburgh)

Abb. 1: Stufenmodell der Entwicklung des internationalen Projektes *Last Aid International*

Es gibt eine internationale Arbeitsgruppe aus 14 europäischen Ländern und eine Vereinbarung bzgl. der Präsentation des ganzen Projekts. Die in Stufe 3 beschriebene weitere Arbeit zur internationalen Verbreitung hat bereits im Sommer 2018 begonnen. Nachdem *Letzte Hilfe Kurse* in Deutschland schon seit dem Frühjahr 2018 durch den Deutschen Hospiz- und Palliativ Verband DHPV und die Deutsche Gesellschaft für Palliativmedizin DGP anerkannt sind, gibt es nun eine Zusammenarbeit mit der *European Association for Palliative Care* (EAPC). Die Anpassung der *Letzte Hilfe*-Präsentation wird im Rhythmus von ca. 2–4 Jahren auf der Grundlage wissenschaftlicher Ergebnisse und des Konsenses internationaler Experten der *Last Aid international working group* vorgenommen.

Erste Hilfe und Letzte Hilfe als Ausdruck gelebter Mitmenschlichkeit

Erste Hilfe

Alle Menschen wissen, dass es moralisch und rechtlich geboten ist, anderen Menschen in Notsituationen zu helfen. Dabei sind alle Bürgerinnen und Bürger als Helfende gefragt und verantwortlich. Niemand ist unbetroffen. Erste Hilfe ist eine normale Bürgerpflicht und unterlassene Hilfeleistung ist sogar eine Straftat. Eine helfende Haltung bildet das gesellschaftliche Fundament, unabhängig von Geschlecht, Hautfarbe, Religion oder Weltanschauung. Natürlich gibt es Spezialisten für diesen Bereich der Hilfe. Rettungsleitstellen, Rettungssanitäterinnen, Feuerwehrleute und Notärzte kümmern sich um die Notfallversorgung. Erste Hilfe soll für alle, die sie brauchen, verfügbar sein. Allerdings braucht es hierzu die Unterstützung der Bürgerinnen und Bürger. Ohne Ersthelfende wäre es in vielen Fällen nicht möglich, Leben zu retten oder schwere gesundheitliche Schäden zu verhindern. Damit alle Menschen Erste Hilfe leisten können, gibt es zum Beispiel verpflichtende Erste-Hilfe-Kurse für Führerscheinbewerbende. Das Lernen von Erste-Hilfe-Massnahmen kann bereits in Kindergarten und Schule beginnen. Alle Bürgerinnen und Bürger können im Rahmen ihrer Möglichkeiten und Fähigkeiten einen Beitrag zu Erster Hilfe leisten.

Letzte Hilfe

In diesem Buch geht es um Letzte Hilfe. Letzte Hilfe beinhaltet Allgemeinwissen und Fertigkeiten, schwerkranke und sterbende Menschen zu begleiten und zu unterstützen. Auch am Lebensende sind wir alle als Mitmenschen und Angehörige für andere zuständig; wir sind moralisch verpflichtet, ihnen zu helfen. Alle Menschen sollten ein Allgemeinwissen zu den Themen Tod, Sterben und Palliativversorgung haben. Die Grundlagen lassen sich lernen und das ist wichtig, denn in der Schweiz sterben mehr als 60 000 Menschen im Jahr. Wenn nur jeder Tod von 10 Personen wahrgenommen, erlebt, erfahren wird, können wir von rund 600 000 Menschen ausgehen, die jährlich mit Sterben und Tod irgendwie befasst und davon betroffen sind.

Häufig geschieht Sterben heutzutage nicht plötzlich, sondern langsam und erwartet. Bei Todesursachen wie Krebs, Demenz und anderen chronischen Erkrankungen kann sich die letzte Lebensphase auf Monate bis Jahre erstrecken.

Wir alle kommen im Lauf unseres Lebens in die Situation, auf andere Menschen angewiesen zu sein. Wir alle brauchen irgendwann im Leben die Hilfe anderer Menschen. Am Beginn des Lebens sind dies in der Regel die Eltern, am Ende können es Zugehörige, Freunde, Mitmenschen oder professionelle Helfende wie z. B. Ärztinnen und Ärzte, Pflegepersonal, Sozialarbeitende und Seelsorgende sein.

Erste Hilfe und Letzte Hilfe basieren auf einer humanistischen Grundhaltung und sind damit Ausdruck gelebter Mitmenschlichkeit. Es beginnt damit, sich zu informieren, um für den Fall der Fälle vorbereitet zu sein. Dies gilt sowohl für Erste Hilfe wie auch für Letzte Hilfe. Gelebte Mitmenschlichkeit, die Bereitschaft, Hilfe zu leisten, wenn es darauf ankommt, können zu einer humaneren Gesellschaft beitragen. Das nötige Allgemeinwissen dazu vermitteln dieses Buch und der Besuch eines *Letzte Hilfe Kurses*.

Erste Hilfe und Letzte Hilfe gehören zusammen

Während Erste Hilfe Leben retten soll, zielt Letzte Hilfe auf bestmögliche Lebensqualität in Situationen, wo das Leben unweigerlich zu Ende geht. Henri Dunant, der Gründer des internationalen Roten Kreuzes, hat nach der Schlacht von Solferino bereits sowohl Erste Hilfe als auch Letzte Hilfe geleistet. Er kümmerte sich um die verwundeten Soldaten in der Schlacht. Die Verwundeten sollten nicht als Feinde betrachtet werden, sondern als Menschen, die ein Recht auf Hilfe haben. Sein Erlebnisbericht «Un souvenir de Solférino» (1862) erregte grosse Aufmerksamkeit. Auf Dunants Anregung wurde 1863 das Internationale Rote Kreuz gegründet und 1864 das Internationale Komitee vom Roten Kreuz (IKRK) und die Genfer Konvention beschlossen. In einem Bericht über die Arbeit von Henri Dunant nach der Schlacht von Solferino 1859 heisst es:

> «Dunant versuchte nach besten Kräften zu helfen. Er kniete neben schwer Verwundeten, die ihn anflehten, an ihrer Seite zu bleiben, bis zum letzten Atemzug, damit sie nicht alleine sterben sollten.»[5]

---

5 Buk-Swienty, Tom: Schlachtbank Düppel: 18. April 1864. Die Geschichte einer Schlacht, Berlin 2011

Henry Dunant hat den Soldaten sowohl lebensrettende Massnahmen zukommen lassen wie sie in ihrem Leiden und Sterben begleitet. Er leistete Erste und Letzte Hilfe sowohl für die eigenen Leute wie auch für die Soldaten der gegnerischen Seite. Erste Hilfe und Letzte Hilfe stellen also keine Gegensätze dar, sondern ergänzen sich, gehen ineinander über. Die Massnahmen unterscheiden sich jedoch mit Hinblick auf das Ziel (Definitionen nach Bollig 2010).

Erste Hilfe umfasst Massnahmen zur Hilfe bei akuter Verletzung oder Erkrankung mit dem primären Ziel, das Überleben der Betroffenen zu sichern.

Letzte Hilfe umfasst Massnahmen zur Hilfe bei lebensbedrohlichen Erkrankungen mit dem primären Ziel der Linderung von Leid und Erhaltung von Lebensqualität. Blosses Überleben oder Verlängerung von Leben ohne Lebensqualität im Sinne der Betroffenen haben hier keine Bedeutung mehr.

Die Kette der Palliativversorgung

Betrachtet man Palliative Care im Vergleich mit Notfallmedizin und Erster Hilfe, kann man in Analogie zur *Chain of Survival* (der sogenannten Rettungskette, Abb. 2) die palliative Versorgung als Kette der Palliativversorgung auffassen und darstellen (Abb. 4). Das Bild der Kette verdeutlicht, dass ein enger Zusammenhang und eine nahe Zusammenarbeit der einzelnen Teile gegeben sein müssen, um eine optimale Versorgung von allen Palliative Care benötigenden Menschen zu gewährleisten.

Für die Erste Hilfe hat sich die sogenannte Rettungskette bewährt. Die Rettungskette veranschaulicht, welche Stationen ein Notfallpatient oder eine Notfallpatientin von der Alarmierung des Rettungsdienstes bis zum Eintreffen in der

Notaufnahme des Krankenhauses durchläuft. Trotz desselben Grundprinzips kann sich die Darstellung der Rettungskette je nach Quelle deutlich unterscheiden. Eine (ausführliche) Rettungskette lautet etwa wie folgt:

- Absicherung, Eigenschutz
- Alarmierung
- Lebensrettende Sofortmassnahmen
- Weitere notwendige Behandlungen
- Stabilisierung des Patienten oder der Patientin, Transportfähigkeit erstellen
- Transport zum Krankenhaus
- Behandlung in der Notaufnahme

Das Bild der Kette ist dabei bewusst gewählt: Soll eine Kette stark sein und nicht reissen, muss jedes einzelne Glied halten. Für die Rettungssituation heisst das: Um eine möglichst gute Überlebenschance beziehungsweise eine möglichst vollständige Heilung zu gewährleisten, ist jedes Element in der Rettungskette darauf angewiesen, dass sowohl die vorangehenden wie auch die darauf folgenden Tätigkeiten optimal und ohne Verzögerung durchgeführt werden.

Am Anfang der Rettungskette steht in der Regel der Laie, der zufällig am Ort eines Unfalls oder einer bedrohlichen Situation vorbeikommt, und beherzt die ersten Schritte einleiten muss. Damit er sich wagt, an die heikle Situation heranzutreten, muss er über ein Grundwissen verfügen. Es gibt ihm die Sicherheit zu handeln. In den Erste-Hilfe-Kursen wird dies vermittelt.

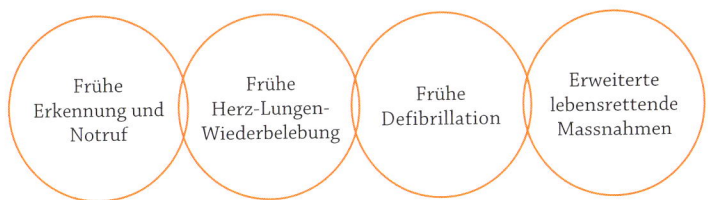

Abb. 2: Die Rettungskette nach Nolan[6]

In Anlehnung an die Rettungskette aus der Ersten Hilfe (Abb. 2) kann man die Sterbebegleitung resp. die palliative Versorgung ebenfalls als Kette der Palliativversorgung oder Sorgekette auffassen und darstellen (Abb. 3). Auch hier sind ein enger Zusammenhang und eine nahe Zusammenarbeit der einzelnen Teile notwendig, um einen sterbenden Menschen optimal zu begleiten. Wenn niemand den Bedarf entdeckt, können auch spezialisierte Helfende nicht zum Einsatz kommen (analog zum Notruf in der Ersten Hilfe).

Am Anfang der Kette der Palliativversorgung also steht das Wissen um Sterbeprozesse und das Wissen um Palliative Care: Auch wenn jeder Sterbeprozess so einmalig ist wie der Mensch, der gerade stirbt, gibt es Prozesse und Phänomene, die viele Sterbesituationen gemeinsam haben. Sie zu kennen, mit ihnen vertraut zu sein, ist das erste Kettenglied, das Sicherheit vermittelt, sich einzulassen auf eine Sterbesituation. Ein medizinisches, psychologisches und spirituelles Grundwissen hilft jedoch auch, eine Sterbesituation einzuschätzen und je nachdem die entsprechende professionelle Hilfe beizuziehen. Neben dem Wissen um *facts and figures* ist jedoch ein zwischenmenschliches Wissen fundamental. Für einen sterbenden Menschen ist es wichtig zu wissen, dass diejenigen Menschen, die ihn begleiten, ihn kennen. Sie wis-

[6] Nolan, Jonathan: European Resuscitation Council: European Resuscitation Council guidelines for resuscitation 2005

sen von seinen Vorlieben, seinen Wünschen, kennen seine Befürchtungen und Ängste und er ist sich sicher, dass sie entsprechend handeln werden.

Die *Letzte Hilfe Kurse* haben sich genau diese beiden Aspekte zum Ziel gesetzt: das Vermitteln von Wissen und die Ermutigung von Menschen, miteinander ins Gespräch zu kommen über die letzten Dinge des Lebens.

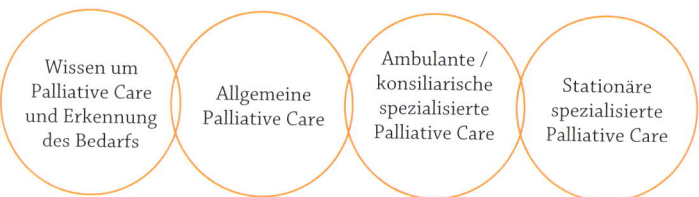

Abb. 3: Die Kette der Palliativversorgung

Sowohl in der Rettungskette als auch in der Kette der Palliativversorgung kommt den Laienhelferinnen und -helfer, z. B. Angehörigen, Freundinnen und Freunden, freiwilligen und nachbarschaftlichen Helfenden und den «erstversorgenden» professionellen Helfenden, z. B. Ärztinnen und Ärzten und Pflegepersonal, eine entscheidende Bedeutung zu. Sie sollen nämlich sofort notwendige Hilfe leisten und den Bedarf an zusätzlich qualifizierter Hilfe erkennen können. Analog zum Notruf der Rettungskette sollten die allgemeine Palliative-Care-Leistenden bei Bedarf die nächste Ebene informieren und um Hilfe bitten können. Deshalb sollte die gesamte Bevölkerung ein Minimalwissen in Palliative Care haben, um den Bedarf erkennen zu können und – soweit möglich und erwünscht – an der Palliativversorgung von Familienangehörigen, Freunden, Nachbarn usw. mitwirken zu können. Allgemeine Palliative Care (oder auch allgemeine ambulante Palliativversorgung, kurz AAPV) sollte von allen professionellen Helfenden im Gesundheitswesen beherrscht und in deren Arbeitsalltag integriert werden (vgl. Cairns and Yates 2003). Dies umfasst meiner Ansicht nach z. B. die Betreuung schwerkranker und sterbender Patientinnen und Patienten zu Hause oder im Heim durch Hausärztinnen und Hausärzte, Pflegepersonal und andere. Alle Allgemeinmedizinerinnen und -mediziner sowie spezialisierte Ärztinnen und Ärzte aller medizinischen Fachgebiete sollten Basiskenntnisse in Palliative Care besitzen. Spezialisierte Fachpersonen für Palliative Care sollten ambulant und/oder konsiliarisch die Versorgung in schwierigen Fällen und Problemen unterstützen und beratend helfen. Dies könnte z. B. durch ambulante Palliative-Care-Teams, eine Poliklinik für Palliative Care im Spital oder niedergelassene Spezialistinnen und Spezialisten für Palliative Care erfolgen. Wichtig ist dabei natürlich – soweit erforderlich und möglich – die interdisziplinäre/interprofessionelle Zusammenarbeit aller an der Palliativversorgung Beteiligten. Einheiten für stationäre spezialisierte Palliative Care wie z. B. Hospize oder Palliativstationen sollten Patientinnen und Patienten aufnehmen und betreuen, wenn deren Palliativversorgung zu Hause oder im Heim nicht (mehr) ausreichend gesichert werden kann.

Tritt ein Sterbeprozess ein, sind Menschen durch fachliches Grundwissen und geteiltes Wissen umeinander vorbereitet und können die nächsten Schritte einleiten. Es ist gut, wenn sich die Bevölkerung an der Sorge beteiligt und informiert ist über die möglichen Unterstützungsangebote in der Umgebung und sie gegebenenfalls kontaktieren kann. Notrufnummern für Erste Hilfe sind 24 Stunden täglich erreichbar. Nationale Rufnummern für die Palliativversorgung wurden bereits in mehreren Ländern diskutiert, aber bisher noch nicht eingeführt. Hier hat die Schweiz eine Vorreiterrolle mit dem schweizweiten Aufbau der kostenlosen Notrufnummer «Pallifon»[7] für Palliativpatienten, ihre Angehörigen und Betreuungspersonen. Speziell geschulte Fachteams sollen rund um die Uhr und kostenlos beratend zur Verfügung stehen. Zum Zeitpunkt der Veröffentlichung dieses Buchs ist der Dienst in den Kantonen Aargau, Bern, Zürich, Zug und in Teilen der Innerschweiz unter der Nummer 0844 148 148 eingerichtet.

Der *Letzte Hilfe Kurs*

Nachdem, wie erwähnt, *Letzte Hilfe Kurse* 2014/2015 erstmals in Deutschland, Norwegen und Dänemark durchgeführt wurden, werden sie seit 2017 auch in der Schweiz regelmässig angeboten. Die Reformierte Kirche des Kantons Zürich hat als Lizenznehmerin für die Schweiz die Verantwortung für die Kursdurchführung und die Ausbildung von Kursleitenden übernommen. Sie arbeitet schweizweit eng mit anderen Organisationen zusammen. Die Kurse werden auch in französischer und bald auch in italienischer Sprache angeboten.

Der *Letzte Hilfe Kurs* vermittelt Grundwissen in der Sterbebegleitung.
Im *Letzte Hilfe Kurs* erhalten die Teilnehmenden Informationen, wie sie Sterbende begleiten können und welche unterstützenden Angebote in ihrer Umgebung zur Verfügung stehen. Der Kurs regt unter anderem zu Austausch und Reflexion über die Themen Tod, Sterben, Patientenverfügung und Vorsorgeplanung an. Der Kurs wird von zwei zertifizierten Kursleitenden aus unterschiedlichen Bereichen der Palliativversorgung durchgeführt. Zu den Kursleitenden gehören

---
7   www.pallifon.ch

Pflegende, Ärztinnen und Ärzte, Seelsorgende, Physiotherapeutinnen und -therapeuten, Mitarbeitende von Bestattungsunternehmen und erfahrene freiwillige Sterbebegleiterinnen und -begleiter. Die Teilnehmenden werden ermutigt, sich Sterbenden zuzuwenden. Fragen der Teilnehmenden zu Tod und Sterben werden im Kurs beantwortet. Nach dem Kurs verfügen die Teilnehmenden über ein Basiswissen zur Sterbebegleitung und kennen die konkreten Angebote der Palliativversorgung in ihrer Umgebung. In den *Letzte Hilfe Kursen* werden möglichst viele der Themen angesprochen. Die Teilnehmenden können anschliessend selbst entscheiden, ob sie sich in die einzelnen Themen weiter vertiefen wollen.

Der *Letzte Hilfe Kurs* besteht aus den folgenden vier Modulen:

1. Sterben ist ein Teil des Lebens
2. Vorsorgen und Entscheiden
3. Leiden lindern
4. Abschied nehmen

Die Inhalte des *Letzte Hilfe Kurses* im Überblick

Modul Nr.	Thema	Kursinhalte (Beispiele)
Modul 1	Sterben ist ein Teil des Lebens	• Erste Hilfe und Letzte Hilfe • Sterben ist ein Teil des Lebens • Der Sterbeprozess • Wann beginnt das Sterben? • Was passiert beim Sterben? • Wie erkennt man Sterben?

Modul 2	Vorsorgen und Entscheiden	• Reaktionen auf begrenzte Lebenszeit / Sterbephasen • Rechtlicher Rahmen – Patientenverfügung und Vorsorgevollmacht • Medizinische und ethische Entscheidungen • Sicherheit der geteilten Unsicherheit
Modul 3	Leiden lindern	• Herausforderungen rund ums Sterben • Belastende Beschwerden und Symptome • Symptomlinderung durch Medikamente • Nichtmedikamentöse Symptomlinderung • Flüssigkeitsgabe und Ernährung am Lebensende • Mundpflege
Modul 4	Abschied nehmen	• Abschied nehmen / Rituale • Bestattung (Vorschriften) und Bestattungsformen • Trauern ist normal • Tod und Trauer in verschiedenen Kulturen • Kursabschluss und Klärung offener Fragen

Die *Letzte Hilfe Kurse* werden fortlaufend aktuellen Geschehnissen im Gesundheitswesen und der Gesellschaft angepasst. Die stete Verbesserung geschieht ausserdem durch verschiedene Massnahmen der Qualitätssicherung und Forschung. Alle Teilnehmenden evaluieren den Kurs direkt im Anschluss an seine Durchführung. Die Rückmeldungen aus bisher durchgeführten Kursen sind durchweg gut bis sehr gut. Sie berichten von Beruhigung, Ermutigung und Klärung. Das Format wird als anregend, informativ und hilfreich bezeichnet. Besonders geschätzt wird, dass der Kurs von zwei Fachpersonen mit verschiedenem professionellem Hintergrund im Tandem durchgeführt wird. Ausserdem wird der Austausch mit anderen, oft unbekannten Teilnehmenden als wertvoll empfunden. Auch die Rückmeldungen und Verbesserungsvorschläge der Kursleitenden aus allen teilnehmenden Ländern werden gesammelt. Die internationale Arbeitsgruppe (*International Last Aid working group*) sichtet die Vorschläge und überarbeitet dann das international einheitliche Curriculum und die *Letzte Hilfe Kurs*-Präsentation. Damit ist der *Letzte Hilfe Kurs* immer auf dem aktuellen Stand des Fachwissens und berücksichtigt die Wünsche und Bedürfnisse der Teilnehmenden.

Nähere Informationen zu den Kursangeboten, zur Schulung von Kursleitenden und zur laufenden Entwicklung des Kursformats finden sich auf der Website www.letztehilfe.ch sowie für die internationale Arbeitsgruppe unter www.letztehilfe.info.

Warum alle Menschen ein Basiswissen in Letzter Hilfe brauchen

Alle Menschen wünschen sich in der letzten Lebensphase eine bestmögliche Lebensqualität und 75 % der Menschen in der Schweiz wünschen sich gemäss Umfragen, zu Hause sterben zu können. Nur bei 20 % geht der Wunsch in Erfüllung. Heute sterben die meisten Menschen noch immer in Pflegeeinrichtungen und Spitälern.

Eine Grundbedingung, dass Menschen zu Hause oder in einer Pflegeinstitution gut umsorgt sterben können, ist ein breites Netz von Angehörigen, Freunden, Nachbarn und Freiwilligen, die die Möglichkeit haben und bereit sind, sich auf eine Sterbebegleitung einzulassen. Es braucht eine sorgende Gemeinschaft am Lebensende, die gemeinsam mit den professionellen Versorgungseinrichtungen Menschen begleiten, stützen und ihnen nahe sind. Es braucht dringend das Engagement und das Mitwirken von Freiwilligen, damit eine palliativ-hospizliche Begleitung chronisch kranker und sterbender Menschen gelingen kann.

In Zukunft wird es immer wichtiger werden, dass sich ein öffentliches Bewusstsein zu einer sorgenden Gemeinschaft entwickelt. In einer Gesellschaft, die immer noch geprägt ist vom Wunsch nach Selbstbestimmung und Selbstoptimierung, braucht es unbedingt ein Gegengewicht, um den Blick für den anderen nicht zu verlieren. Es geht dabei nicht nur um praktische Hilfen. Alle, die das letzte Kapitel ihres Lebens bewusst gestalten wollen, sollten die notwendige Unterstützung bekommen. Allein ist es nicht möglich, Beziehungen abzuschliessen, sich zu verabschieden, das Erbe zu regeln und über die letzten Dinge zu reden. Segen will geteilt werden und entfaltet seine Kraft, wenn er vom Gegenüber gesprochen wird. Die Kirchen vor Ort haben hier eine besondere Aufgabe, sich selbst explizit als sorgende Gemeinschaft zu verstehen: als Gemeinschaft, die sorgend aus ihrem Binnenraum und in vielfältige Verbindungen mit anderen Organisationen im Quartier tritt. Gemeinsam mit der Schule, dem Alterszentrum, mit den Vereinen und Initiativen, mit Ärztinnen und Ärzten, mit dem Einkaufszentrum kann sie Impulsgeberin für eine altersgerechte Stadtentwicklung sein.

Das Geheimnis der Entfaltung sorgender Gemeinschaften ist die Zusammenarbeit der verschiedenen Dienste. *Caring communities* (oder *compassionate communities*) leben von der Vernetzung. Pflege, Beratung und Soziale Arbeit bilden Netzwerke, in dem berufliche und freiwillige Mitarbeitende gemeinsam unterwegs sind. Dazu braucht es einen Mentalitätswandel, in dem sich die verschiedenen Dienste als Teil eines Ganzen begreifen. Freiwilligenarbeit in der Nachbarschaft und die Fürsorgearbeit, die in den Familien geleistet wird, braucht die gleiche Wertschätzung, wie sie professionellen Pflege- und Gesundheitsdiensten zukommt. Sorgende Gemeinschaften holen die Menschen aus ihrer Vereinzelung und können somit auf die unterschiedlichsten Ressourcen ihrer Mitglieder zurückgreifen. Menschen werden ermutigt, ihr Wissen und auch ihre Talente untereinander auszutauschen.

Möglicherweise ist einer der Gründe, dass Menschen sich die Betreuung eines sterbenden Angehörigen zu Hause nicht zutrauen, dass das Thema Sterben und Tod ist in vielen Kreisen immer noch ein Tabu ist. Menschen, die nicht um die gegenseitigen Wünsche und Anliegen im Falle des Todes wissen, fällt es schwerer, einander beizustehen. In den *Letzte Hilfe Kursen* machen Menschen ermutigende Erfahrungen im offenen Gespräch über die letzten Dinge und lernen wichtiges Basiswissen.

Spiritualität der Sorge

In der jüdisch-christlichen Tradition, die unserer westeuropäischen Gesellschaft zugrunde liegt, ist die Haltung tief verankert, sich in einer Spiritualität der Sorge für die Mitmenschen einzusetzen, die einer Unterstützung, Begleitung und einer anwaltschaftlichen Stimme in der Gesellschaft bedürfen. Im frühen Mittelalter wurden durch Klöster und christliche Orden Hospize für unheilbar Kranke gegründet. In dieser Tradition steht die Sorge um die Bedürfnisse von schwerkranken und sterbenden Menschen im Zentrum eines seelsorglich-diakonischen Handels und Daseins bis heute.

> «Gemäss dem biblischen Auftrag baute die christliche Gemeinschaft seit je einen Kulturraum der gegenseitigen Fürsorglichkeit auf. Dies gehört zum genuinen Selbstverständnis der christlichen Kirchen. Alle Christinnen und Christen sind aufgefordert, diese Fürsorglichkeit zu leben und im Antlitz des Nächsten immer auch das Antlitz Gottes zu sehen. In diesem Sinn sind alle Glaubenden aufgerufen, ihren Nächsten Seelsorgerinnen und Seelsorger zu sein. Die christlichen Gemeinden und Institutionen haben somit von Anfang an eine rege Seelsorgetätigkeit aufgebaut, die den Menschen ganzheitlich begleitet. Das aufbauende Gespräch über Lebens- und Glaubensfragen gehört genauso zur Seelsorge wie die handfeste Unterstützung im Lebensalltag, sei es durch Krankenpflege, Nahrungs- oder Geldspende, Aufklärungs- oder Bildungsarbeit. Gemeinsames Beten, Segen Erbitten, Bibelteilen, Sakramente Feiern gehören zur Seelsorge und verbinden sie mit der liturgischen Tradition der Kirche. Das seelsorgliche und das diakonische Handeln der Kirche gehören zusammen.»[8]
>
> *Rita Famos und Jacques-Antoine von Allmen*

---

8   Famos, Rita; von Allmen, Jacques-Antoine: Seelsorge gestalten, Zürich 2019

Sorge bestimmt das gesamte Leben des Menschen. Sie umfasst die Sorge um sich genauso wie die Sorge um den Anderen. In der Lebenspanne von der Kindheit bis ins Alter sind wir auf die Fürsorge anderer angewiesen. Die Sorge für und um den Anderen ist eine der grundlegendsten Erfahrungen des Lebens. In der gelebten Fürsorge sind wir mit dem spirituellen Kern der Sorge, nämlich der Fähigkeit, Liebe zu empfangen und zu schenken, verbunden.

Diese Fürsorge ist weder an spezifische Leistungen noch an Bedingungen geknüpft; sie speist sich aus der Tatsache des Gewollt- und Geborenseins in eine Welt von Beziehungen, durch die Menschen gegenseitig aufeinander verwiesen und voneinander abhängig sind. Auf eine solche Kultur der Sorge baut auch die Tradition der Ersten Hilfe sowie der Letzten Hilfe. Sie baut darauf, dass jeder Mensch grundsätzlich fähig ist, seinem und seiner Nächsten in Not- und Sterbesituationen beizustehen und dass er darin eine Bereicherung für sein eigenes Leben findet.

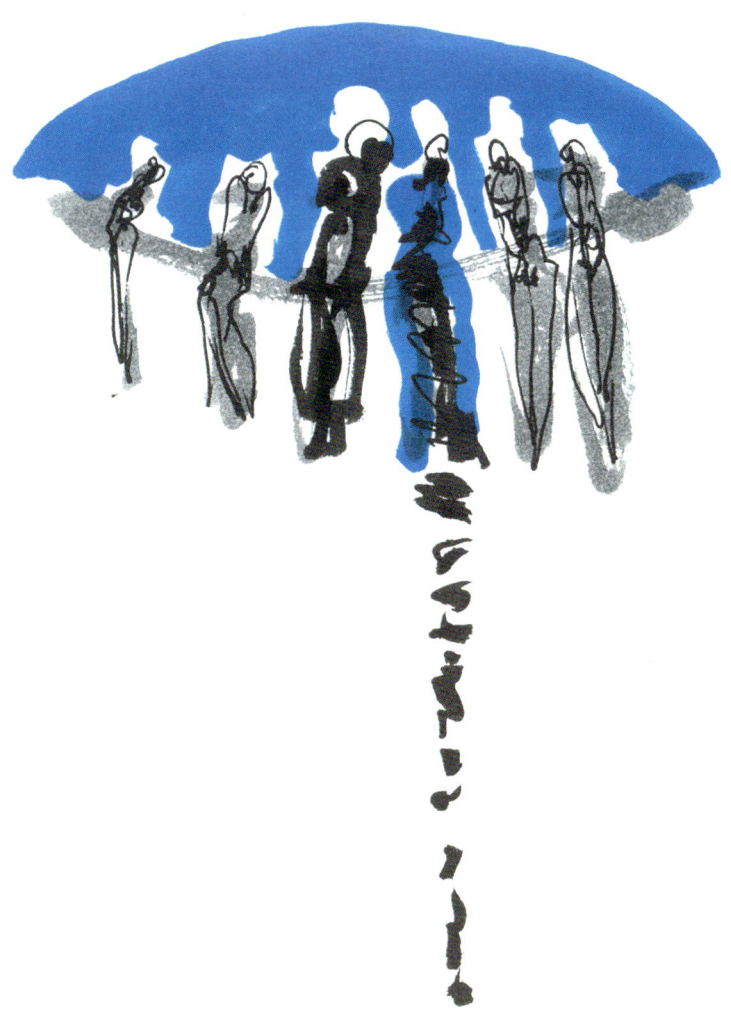

Der Flügel des Todes
hat mich berührt
im Juni
an einem Montagnachmittag
Kaum berührt
hat mich der Flügel des Todes
an einem Montagnachmittag
Während draussen im Garten
im Sonnenlicht
Blumen sich öffneten
und hoch oben
ein Vogel kreiste
Dann kam die Nacht
ohne Ankündigung
Sterne traten auf ihre Bahn
Und Du o Gott
Warst mir sehr nah.

Luisa Famos

2. STERBEN IST EIN TEIL DES LEBENS

Matthias Fischer, Georg Bollig

HIE UND DA
Ich weiss, ich wachse
dem Sterben entgegen.
Und auch: Nie werd' ich
dem Sterben gewachsen sein.
Ich weiss noch nicht mal,
wie ich leben sollte.
Lebe, als ob
ich nicht sterben müsste.
Und das in einem Alter,
wo gestorben wird.
Stets häufiger gehen
Freunde, Freundinnen für immer.
Realitäten,
und dennoch irreal – für mich.
Dann wohl: das Leben
ein Traum.
Und du, Gott, vielleicht
mein schönes Erwachen?
Noch aber wage ich's
nicht zu glauben.
Denke auch, ehrlich gesagt,
nur hie und da mal daran.

Kurt Marti

Sterben gehört genauso wie die Geburt unabdingbar zum Leben eines jeden Menschen dazu. Der Sterbeprozess selbst ist nicht nur Thema am Lebensende, sondern gehört im Sinne eines immer wieder neu nötig werdenden Abschiednehmens zum ganzen Leben.

Das Sterben am Lebensende ist als ein natürlicher Prozess zu begreifen. Die Organe des Körpers stellen ihre Funktion ein. Bewusstsein, Atmung und Kreislauf verändern sich. Der sterbende Mensch durchläuft Veränderungen auf den Ebenen körperlichen, psychischen, geistigen, sozialen und spirituellen Erlebens. Es ist nicht einfach zu akzeptieren, dass das irdische Leben sich dem Ende zu neigt.

In früheren Jahrhunderten war der Tod alltäglicher. Sterben ereignete sich eher im häuslich-nachbarschaftlichen Umfeld. Heutzutage ist das Sterben meist begleitet von vielen professionellen Hilfestellungen und geschieht oft in Spitälern und Pflegeinstitutionen.

Wie erkennt man, dass ein Mensch stirbt?

Durch die moderne Medizin wurden viele Krankheiten erfolgreich behandelbar. Dies hat auch zu einem längeren Leben chronisch kranker Menschen und einem teilweise stark zerdehnten Sterbeprozessen am Lebensende geführt. Damit ist die Frage nach dem Beginn des Sterbevorgangs schwieriger geworden. Anzeichen des Sterbeprozesses können sein:

- Veränderte Bewusstseinslage
- Veränderter Berührungssinn
- (Immer) weniger kontaktierbar
- Zunehmende Verwirrung

- Veränderung der Atem- und Kreislauftätigkeit
- Unregelmässige Atmung
- Rasselnde Atmung

Sterben ist ein individueller Prozess. Die Anzeichen des Sterbens können in ihren Ausprägungen variieren. Während einige Menschen ruhig sterben können, vielleicht sogar im Schlaf, sind andere sehr unruhig und brauchen ggf. Medikamente gegen Schmerzen, Angst, Unruhe oder andere belastende Beschwerden.

Beobachtbar ist auch: Sterbende kündigen ihren Tod manchmal zeichenhaft an, wobei sie dafür oft eine bildhafte Sprache verwenden. Nicht selten versuchen sie noch vor ihrem Tod, «Dinge» zu regeln oder einen Dank an nahestehenden Personen auszusprechen. Manchmal verstehen die Angehörigen erst im Nachhinein, dass dies Zeichen eines nahen Sterbens waren.

Was passiert, wenn ein Mensch stirbt?

Im Sterbeprozess kommt es zu einer Reihe von Veränderungen.

Im *sozialen Bereich* verändert sich die Rolle, die der Betroffene in der Familie und dem gesamten sozialen Netz spielt. Wenn bei einer Mutter, die nun im Sterben liegt, alle Fäden des Familiensystems zusammenliefen, werden sich die Familienmitglieder in ihrer Rollenaufteilung neu organisieren müssen. Der Rückzug aus der Öffentlichkeit verändert das Selbstbild der Betroffenen. Finanzielle Belastungen und Unsicherheiten in der materiellen Vorsorge können die Sterbenden und ihr Umfeld in der Lebensqualität stark beeinträchtigen. Soziale Dienste in den Institutionen oder Gemeinde können in diesen Situationen eine grosse Stütze sein.

Existenzielle, kulturelle und spirituelle/religiöse Fragen können sich den Betroffenen im Verlauf einer schweren Erkrankung oder im Sterbeprozess stellen. Beispielsweise nach dem «Warum» und dem Sinn des Leidens. Diese Fragen können der Beginn ausführlicher Gespräche und Suchbewegungen sein. Eine seelsorgliche Begleitung kann den Betroffenen Hilfe und Unterstützung durch aktives Zuhören anbieten und damit Räume öffnen, in denen Vertrauen trotz Ungewissheiten möglich wird.

Körperlich stellen die Organe nach und nach ihre Funktion ein. Dies führt zu verschiedenen Symptomen wie Müdigkeit, mangelndem Appetit sowie Veränderungen des Bewusstseins (teilweise auch Verwirrtheit), der Atem- und Kreislauftätigkeit bis hin zum Herzstillstand. Pflegende, Ärztinnen und Ärzte sind ausgebildet im Erkennen und in der Behandlung der körperlichen Symptome und geben nach ihrem besten Wissen Auskunft, um die manchmal komplexen Verläufe einzuordnen.

Psychische Veränderungen können Angst, Unruhe, Gleichgültigkeit und Bewusstseinstrübung umfassen. Sie können aber auch vorausblickend und visionär sein. Es braucht von allen Beteiligten eine grosse Aufmerksamkeit, Veränderungen ganzheitlich in den verschiedenen menschlichen Dimensionen wahrzunehmen. Nicht nur die professionellen Dienste, sondern auch die An- und Zugehörigen geben den Sterbenden den nötigen Resonanzraum, um eine individuelle und den Bedürfnissen entsprechenden Unterstützung und Begleitung zu ermöglichen.

Reaktionen auf begrenzte Lebenszeit und Trauer

Das Wahrnehmen und Annehmen einer schwerwiegenden Erkrankung und/oder begrenzter Lebenszeit ist ein mehrdimensionaler Prozess.

Das bekannteste Modell möglicher Reaktionen auf schlechte Nachrichten, Sterben, Tod und Trauer wurde von der Sterbeforscherin Elisabeth Kübler-Ross (1926–2004) entwickelt. Die Schweizerin nahm mit ihrer Forschungs-, Publikations- und Seminartätigkeit einen grossen Einfluss auf die Pioniere und Pionierinnen der Hospizbewegung.

Mit dem Buch «On Death and Dying», das in deutscher Sprache unter dem Titel «Interviews mit Sterbenden»[9] erschien, wurde sie weltweit beachtet. Sie verdichtete ihre Beobachtungen in dem sogenannten Phasenmodell des Sterbens.[10]

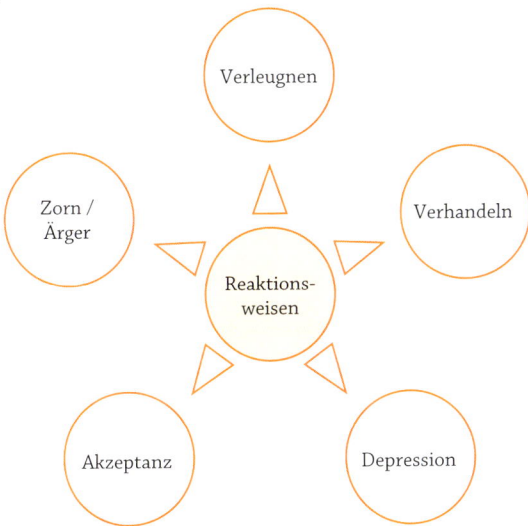

Abb. 4: Das Phasenmodell des Sterbens (modifiziert nach Elisabeth Kübler-Ross) zeigt verschiedene Reaktionsweisen auf schlechte Nachrichten, Sterben und Trauer.

---

9   Kübler-Ross, Elisabeth: Interviews mit Sterbenden, Freiburg 2014 (6. Auflage)
10 Heller, Andreas; Pleschberger, Sabine; Fink, Michaela; Gronemeyer, Reimer: Die Geschichte der Hospizbewegung in Deutschland, Ludwigsburg 2012, S. 37f

Während der Weiterentwicklung der Sterbeforschung hat sich gezeigt, dass dieses Modell in einem konkreten Sterbeprozess nicht starr nach Schema abläuft, denn *Menschen leben nicht nach Schema. Und sie sterben nicht nach Schema.* Dies unterstreicht die obige modifizierte Abbildung. Jeder Mensch stirbt einen eigenen Tod. Oft ist das Sterben ein Prozess über Jahre, der ganz unterschiedliche Reaktionen hervorruft. Das gilt natürlich auch im Blick auf die An- und Zugehörigen. Alle Beteiligen in einer Sterbebegleitung können immer wieder mit schwierigen Situationen konfrontiert sein, in denen Angst, Hilflosigkeit und Ohnmacht auftauchen.

Auch wenn die Themen Trauer, Tod und Sterben zunehmend enttabuisiert werden, so ist doch festzustellen, dass Fragen und Diskussionen zu schwerer Krankheit, zu Pflegebedürftigkeit, Demenz und Betreuungsmöglichkeiten am Lebensende, zu Sterben und Tod in den Familien bzw. im näheren sozialen Umfeld mit viel Unsicherheit verbunden sind. Meist wird erst mit dem Eintreten einer akuten Betreuungssituation oder der Konfrontation mit einer folgenreichen Diagnose die Notwendigkeit einer Auseinandersetzung mit diesen Themen erkannt. Wenn der Bewusstseinszustand, die geistigen Fähigkeiten oder die Kommunikationsmöglichkeiten der betroffenen Person jedoch krankheits- oder altershalber bereits reduziert sind, ist es deutlich schwieriger, herauszufinden, was die Betroffenen wollen bzw. nicht möchten (Patientenwille). Betroffene und ihre Familien befinden sich auf einmal in dramatischen und belastenden Krisensituationen.

Geteilte Unsicherheit

Es gibt keine für alle passenden, erst recht keine vorgefertigten Lösungen. Es gibt kein Richtig und kein Falsch. Man muss lernen, mit grossen Unsicherheiten umzugehen, Fragen und Ängste auszusprechen, auch wenn es keine allgemeingültigen Antworten gibt. Es ist immer gut, damit nicht allein zu sein, das Gespräch mit anderen zu suchen, um herauszufinden, was sterbende Menschen wollen oder, wenn sie sich nicht mehr äussern können und sich früher dazu auch nie geäussert haben, gewollt hätten. Es schafft Erleichterung, wenn wir miteinander fragen und darum ringen, was zu tun oder zu lassen ist, und mit den Folgen gemeinsamer Entscheidungen nicht allein sind.

Es gibt nur Sicherheit durch geteilte Unsicherheit.
In der Letzten Hilfe werden Menschen in ihrer Eigenverantwortung gestärkt, in ihrer Vorsorgebereitschaft unterstützt und sie werden ermutigt, ins Gespräch mit anderen, auch mit Pflegefachpersonen und Ärztinnen und Ärzten einzutreten.

Es braucht neben Raum und Zeit vor allem auch Wissen und Mut, um Gespräche über Ängste und Sorgen zu Fragen des Lebens, der Pflege oder des Sterbens sowie zur Frage schwieriger Betreuungsentscheidungen zu eröffnen und konstruktiv zu gestalten. Oft entdecken Menschen erst im suchenden Gespräch, was ihnen wichtig ist. Jeder Mensch braucht deshalb ein Gegenüber, um sich selbst zu spüren, sich «wahr» zu nehmen.

«Der Mensch wird am Du zum Ich» (Martin Buber)
In einer dialogischen Beziehung können Standpunkte deutlich gemacht, hinterfragt und detailliert besprochen wer-

den. Dabei ist es wichtig, Werte und Haltungen bezogen auf das eigene Leben, den Lebenssinn, das Lebensende, den Sterbeort und den Tod, möglicherweise auch auf die Zeit nach dem Tod zu entwickeln und in Worte zu fassen. Im Verlauf dieser Gespräche können daraus wichtige Orientierungen gewonnen und niedergeschrieben werden.

Sterbenarrative – der Wunsch nach einem guten Sterben

> «In den modernen, pluralen Gesellschaften werden Leben und Sterben nicht mehr vorgeschrieben. Man muss seine Lebensgeschichte selbst schreiben. An die Bürger wird die Erwartung gerichtet, selbst zu entscheiden, wie sie leben, lieben, arbeiten, reisen, sterben wollen ... Wir werden auch gezwungen, über die Dramaturgie unseres Altwerdens und Sterbens zu ‹verfügen›, den Ort und das Wie des Sterbens zu wählen und den Modus der Versorgung ...»[11]

Reimer Gronemeyer und Andreas Heller

Früher wurde Sterben als Inbegriff der Erfahrung eines fremdverfügten Schicksals angesehen. Prozesse, Rituale, Orte waren gesellschaftlich und kulturell vorgegeben. Nun wird es zunehmend zum Gegenstand eigenen Entscheidens, also eines selbstbestimmten «Machsals» (Odo Marquard).

> «Das heisst: in der Mehrzahl der Fälle ist Sterben heute nicht mehr einfach eine Entscheidung der Natur, des Schicksals, des Arztes oder des ‹Herrn über Leben und

---

[11] Gronemeyer, Reimer; Heller, Andreas: In Ruhe sterben, München 2014, S. 52f

> Tod›. Wir müssen den Tod heute immer häufiger in die eigenen Hände nehmen, auch wenn wir keinen Suizid begehen wollen. Der Tod kommt nicht mehr einfach, er muss geplant, beschlossen, durchgeführt werden. Wir müssen heute immer mehr selbst entscheiden, was früher dem Schicksal überlassen wurde. Wir müssen uns bewusst entscheiden, wann wir sterben wollen, wann wir also eine Therapie nicht mehr in Anspruch nehmen oder sie abbrechen wollen. Das Sterben lassen wir nicht mehr einfach geschehen. Für das Sterben muss man sich entscheiden.»[12]
>
> *Heinz Rüegger*

Um diesen wichtigen Entscheidungen gewachsen zu sein, braucht es Orientierung und gewissermassen auch einen Leitfaden. Entscheidungsfähig zu sein im Angesicht von Sterben und Tod ist eine grosse Herausforderungen. Es ist hilfreich, wenn Menschen sich immer wieder mit anderen darüber austauschen, welche Vorstellungen, Wünsche, Ängste sie im Blick auf das Sterben beschäftigen.

Folgende Merkmale und Elemente gehören nach Nina Streeck zu einem weitverbreiteten Verständnis eines «guten Sterbens»[13]:

a) *Schmerz- und Symptomkontrolle:* medizinisch und pflegerisch gut betreut werden

b) *Autonomie und Authentizität:* die letzte Lebensphase gemäss den eigenen Wünschen und Bedürfnissen gestalten können und sich darin respektiert wissen

---

12 Rüegger, Heinz: Der Tod kommt nicht von selbst, in: NOVAcura 8/2017, S. 29–32
13 Streeck, Nina: Ende gut, alles gut? Sterbeerzählungen und Entscheidungen am Lebensende. In: Peng-Keller, Simon; Mauz, Andreas (Hg.): Sterbenarrative. Hermeneutische Erkundungen des Erzählens am und vom Lebensende, Berlin 2018; S. 139

c) *Abschied und Versöhnung*: Zeit und Raum haben, sich auf das Sterben vorzubereiten, seine Angelegenheiten zu regeln, Konflikte zu lösen und Abschied zu nehmen
d) *Kommunikation*: offen seine Lebensgeschichte erzählen können
e) *Bewusstsein*: sich des nahenden Todes bewusst sein

Gesellschaftlich hat sich ein Narrativ des «guten Sterbens» als ein kulturelles Skript herausgebildet. «Das Narrativ des guten Sterbens ist vor allem dadurch charakterisiert, dass das Sterben als individuelles, selbstbestimmtes Sterben, frei von Schmerzen erzählbar sein soll» und die «Verläufe am Lebensende sollen möglichst so erzählt werden können, dass die Geschichte des Lebensendes als gutes Ende erzählt werden kann» – so bringt Michael Coors die Erzähldramaturgie eines guten Sterbens auf den Punkt.[14]

Doch was passiert mit denjenigen, die darauf verzichten, selbst zu bestimmen, die nicht wissen möchten, wie es um sie steht, die ihre Entscheidungen lieber den Ärztinnen und Ärzten oder Angehörigen überlassen oder die sich nicht aussöhnen und den Tod nicht akzeptieren wollen? Bei Fragen rund um das Lebensende braucht es neben dem Vertrauen in eine palliative Umsorgung, in der die professionellen Dienste die Betroffenen und Angehörigen kompetent beraten, auch eine kritische Wachsamkeit. Nicht alle Menschen möchten alles bis ins Detail regeln und selber bestimmen – und das ist ihr gutes Recht! Auch braucht es eine Offenheit, wenn die Situation sich so verändert, dass das Geplante nicht mehr möglich ist.

---

14 Coors, Michael: Praxis Palliative Care 42/2019: Narrative des guten Sterbens, S. 21–32

> «Bei uns haben die Menschen gelernt, was in anderen Welten nicht selbstverständlich ist und was auch in unserer eigenen Geschichte nicht selbstverständlich war: dass man die eigene Welt nur durch Aktivität gewinnt, durch Machen, durch Gestalten ... Die Menschen sind Täter geworden. Sie haben gelernt, die Gesetze von Vorgängen zu durchschauen, Distanzen zu überwinden, Einfluss zu nehmen, Rollen zu durchschauen, Krankheiten zu vertreiben, das Leben zu verlängern. Sie haben gelernt, Macher des eigenen Lebens und Schicksals zu sein, wie es für einige Generationen vorher noch undenkbar war.
>
> Diese reine Täterschaft bringt ihr eigenes Unglück mit sich. Es verkümmern die ‹pathischen› Begabungen der Menschen, also die Begabungen, die mit dem Leiden, dem Annehmen, dem Dulden, dem Ertragen zusammenhängen, ihre Fähigkeiten, das Leben anzunehmen, Grenzen zuzugeben, das Leben auch im Fragment oder auch in der Gebrochenheit ‹zu loben›, wie die Tradition das nennt, also als sinnvoll zu betrachten.»[15]
>
> *Dorothee Sölle*

Es ist wichtig und richtig, sich mit vertrauten Menschen auszutauschen über die eigenen Vorstellungen, Wünsche und Bedürfnisse. Es ist wichtig und richtig, Vorkehrungen zu treffen, Zuständige zu benennen. Und dennoch darf vieles auch offen bleiben, wird vieles ganz anders geschehen, als wie wir es uns vorstellen und wünschen. Und auch das ist gut so.

---

15 Sölle, Dorothee: Endlichkeit und Ewiges Leben. Zur Mystik des Todes, Vortrag am 6. Mai 2001 im Rahmen der Jahrestagung der Internationalen Erich-Fromm-Gesellschaft in der Reinhardswaldschule in Fuldatal bei Kassel zum Thema «Worin suchen wir unser Heil?», S. 11

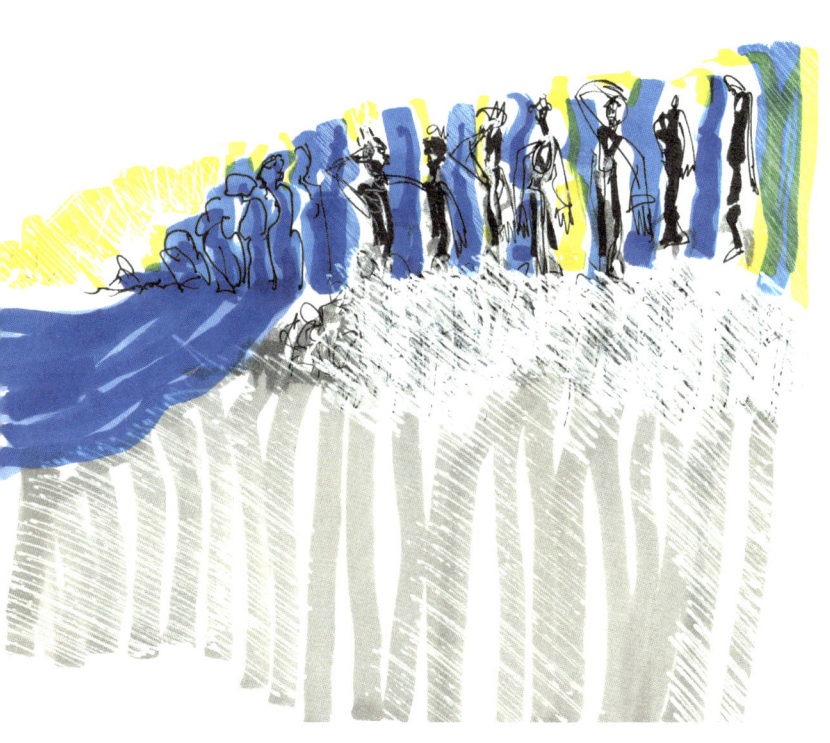

Ich weiss nicht ob ich das kann
alle Ähren
lesen
von meinem Feld
alle Garben binden
für Dich
bevor die Sonne
geht

Luisa Famos

3. VORSORGE ZWISCHEN SELBSTVERANTWORTUNG, SELBSTBESTIMMUNG UND GELASSENHEIT

Heinz Rüegger

Selbstverantwortung im Zeichen des Autonomie-Prinzips

Es gehört zu den Besonderheiten unserer Zeit, dass im Blick auf das Alter und das Lebensende zahlreiche Fragen beantwortet werden müssen, die sich früher so nicht aufdrängten. Das hat mit vielen Faktoren zu tun: Zum einen gibt es heute in vielen Bereichen, etwa bezüglich Wohnformen im Alter oder medizinischen Behandlungen am Lebensende, viel mehr Angebote und Interventionsmöglichkeiten, zwischen denen man auswählen kann und muss. Zum anderen leben wir in einer Zeit des ausgeprägten Individualismus und Pluralismus: Gemeinsame gesellschaftliche Vorgaben, wie man im Alter zu leben hat, wie man sich verhält und was man in Krankheitsfällen medizinisch (noch) macht oder nicht (mehr) macht, haben sich weitgehend aufgelöst. Jeder und jede Einzelne soll heute selber entscheiden können, was ihm oder ihr entspricht und was er oder sie will.

Damit hat in unserer Gesellschaft jedes Individuum ein Mehr an Freiheit und an Möglichkeit zur Selbstbestimmung erhalten. Gleichzeitig hat damit aber auch die Selbstverantwortung jedes Einzelnen zugenommen. Was die einen als Freiheit begrüssen, empfinden andere eher als Zumutung, mitunter gar als Überforderung.

Ob wir das nun für gut halten oder eher für problematisch, wir kommen heute nicht mehr darum herum, als Bürgerinnen und Bürger einer modernen, hoch entwickelten, pluralistischen Gesellschaft Selbstverantwortung wahrzunehmen, gerade im Blick auf das Alter und das Lebensende. Das heisst, wir dürfen und müssen in manchen Fragen, die unser Leben betreffen, selbstbestimmt Entscheidungen fällen. Es können zum Beispiel unerwartet neue Lebenssituationen entstehen, die ein alters- und pflegegerechtes Wohnarrangement nötig machen. Dann ist es hilfreich, wenn man sich gedanklich schon einmal mit einer solchen Situation auseinandergesetzt hat und vielleicht sogar frühzeitig Vorkehrungen, etwa den Umzug in eine altersgerechte Wohnung, getroffen hat. Und weil unsere Selbstverantwortung und Selbstbestimmung auch im Blick auf mögliche künftige Situationen gilt, in denen wir aus Krankheitsgründen nicht mehr urteilsfähig sind und deshalb nicht mehr selber entscheiden können, gehört zu unserer Verantwortung auch die Vorsorge. Wir sind herausgefordert, in guten Zeiten für künftig mögliche schlechte Zeiten vorzusorgen.

Selbstverantwortung steht heute ganz im Zeichen von Selbstbestimmung. Man spricht dabei vom sogenannten Autonomie-Prinzip. Dieses spielt in modernen Rechtsstaaten sowohl politisch als auch juristisch und ethisch eine ganz zentrale Rolle. Es ist ein Ausdruck der unverlierbaren Menschenwürde, die jeder Person in allen Situationen zukommt. Selbstbestimmung ist ein Anspruch jedes Individuums, in Belangen, die ihn oder sie ganz persönlich betreffen, selber zu entscheiden, wie er oder sie leben oder behandelt werden möchte. Dieser Anspruch gilt auch dann noch, wenn jemand zum Beispiel wegen einer Demenz geistig verwirrt ist und nicht mehr selber für sich entscheiden kann. Dann gehört es zum Respekt, den man dieser Person schuldet, dass man sie so behandelt, wie es ihrem mutmasslichen oder vorausverfügten Willen entspricht. Verbindlich ist dann, was man als vermutlichen Willen dieser aktuell nicht mehr urteilsfähigen Person eruieren kann. Das gelingt umso besser, je mehr eine Person rechtzeitig vorgesorgt und gewisse Fragen im Voraus für sich geklärt und allenfalls schriftlich festgehalten hat. So kann man durch Voraus-Klärungen für sich vorsorgen und Selbstverantwortung wahrnehmen im Blick auf künftige Situationen, in denen man nicht mehr in der Lage ist, Entscheidungen selber zu fällen.

Erwachsenenschutzrecht

In der Ermöglichung solcher Vorsorge im Blick auf künftige Situationen, in denen jemand nicht mehr urteils- und entscheidungsfähig ist, liegt ein zentrales Anliegen des sogenannten Erwachsenenschutzrechts, das in der Schweiz am 1. Januar 2013 in Kraft getreten ist und das aus den Artikeln 360–456 des Schweizerischen Zivilgesetzbuches (ZGB) besteht. Sein Ziel ist, das Wohl und den Schutz hilfsbedürftiger Personen sicherzustellen, indem deren Selbstbestimmung erhalten und gefördert wird (Art. 388 ZGB).

Mit diesem neuen Recht sind erstmals auf nationaler gesetzlicher Ebene zwei Instrumente eingeführt worden, die den Einzelnen die Möglichkeit geben, Vorsorge für allfällige künftige Situationen eigener Urteilsunfähigkeit zu treffen:

- das Instrument des Vorsorgeauftrags (Art. 360–369 ZGB) und
- das Instrument der Patientenverfügung (Art. 370–373 ZGB).

Vorsorgeauftrag

Wer krankheitsbedingt oder aufgrund von Altersschwäche urteilsunfähig wird und nicht mehr für sich selber sorgen kann, ist auf die Hilfe anderer angewiesen, die sich um seine oder ihre Angelegenheiten kümmern. Mit einem Vorsorgeauftrag kann jede urteilsfähige Person vorausschauend jemanden beauftragen, im gegebenen Fall die Aufgabe der Personensorge und/oder der Vermögenssorge und/oder die Vertretung im Rechtsverkehr zu übernehmen. *Personensorge* meint Fragen wie etwa das Wohnarrangement oder die medizinische Betreuung. Bei der *Vermögenssorge* geht es um die Verwaltung des Vermögens und die Erledigung des laufenden Zahlungsverkehrs. Vertretung im *Rechtsverkehr* betrifft etwa das Abschliessen oder Kündigen von Verträgen. Die Beauftragung kann sowohl einer natürlichen als auch einer juristischen Person (zum Beispiel einem Treuhandbüro) gelten, wobei vorgängig natürlich abzuklären ist, ob die betreffende Person bereit ist, gegebenenfalls diese Aufgabe zu übernehmen.

Ein Vorsorgeauftrag unterliegt gewissen Formpflichten: Er muss in der Regel handschriftlich abgefasst, datiert und unterzeichnet sein. Man kann also nicht einfach ein bestehendes Formular ausfüllen oder am Computer einen Text ausdrucken, es sei denn, man liesse das Dokument notariell beurkunden. Inhaltlich muss klar genannt werden, wer mit welchen Aufgaben beauftragt wird. Dabei kann eine einzige Person mit allen anfallenden Aufgaben beauftragt werden oder diese können auf mehrere Personen verteilt werden. Freiwillig besteht die Möglichkeit, beim Zivilstandsamt im Personenstandsregister eintragen zu lassen, dass jemand einen Vorsorgeauftrag erstellt hat und wo er hinterlegt ist, sodass das Dokument bei Bedarf rasch gefunden werden kann.

In gewissen Kantonen (zum Beispiel im Kanton Zürich) ist es möglich, den Vorsorgeauftrag gegen Entrichtung einer einmaligen Gebühr direkt bei der Kindes- und Erwachsenenschutzbehörde (KESB) zu hinterlegen.

Ein Vorsorgeauftrag ist grundsätzlich unbefristet gültig. Er entfaltet seine Rechtswirksamkeit allerdings erst dann, wenn er durch die KESB validiert worden ist. Das heisst, dass die KESB, wenn sie über die Urteilsunfähigkeit einer Person orientiert wird, abklären muss, ob ein Vorsorgeauftrag vorliegt. Wenn dies der Fall ist, prüft sie, ob der Vorsorgeauftrag rechtlich korrekt erstellt worden ist und ob davon ausgegangen werden kann, dass die beauftragte Person geeignet und willens ist, die ihr übertragenen Aufgaben wahrzunehmen. Trifft dies alles zu, setzt die KESB den Vorsorgeauftrag in Kraft.

Nach dem neuen Erwachsenenschutzrecht haben Ehepartner und eingetragene Partnerinnen und Partner auch ohne Vorsorgeauftrag ein Vertretungsrecht, wenn der eine oder die andere urteilsunfähig wird. Sie sind also berechtigt, üblicherweise anfallende Handlungen für die Deckung des Unterhaltsbedarfs, für die Verwaltung des Einkommens und Vermögens sowie die Erledigung der Post vorzunehmen. Darum kann manchmal mit einer Validierung des Vorsorgeauftrags durch die KESB noch zugewartet werden.

Zu unterscheiden ist ein *Vorsorgeauftrag* von einer *Vorsorgevollmacht*. Eine Vorsorgevollmacht ist grundsätzlich ab Datum ihrer Erstellung gültig, auch wenn die bevollmächtigende Person selber noch urteilsfähig ist. Ein Vorsorgeauftrag hingegen tritt erst in Kraft, wenn die beauftragende Person nicht mehr urteilsfähig ist. Zwar kann in einer Vorsorgevollmacht festgehalten werden, dass diese auch bei Eintritt der Urteilsunfähigkeit weiterhin gültig sein soll. Da aber Banken solche Vollmachten nach Eintritt der Urteilsunfähigkeit der bevollmächtigenden Person mitunter nicht mehr anerkennen, kann es angezeigt sein, eine Vorsorgevollmacht durch einen Vorsorgeauftrag zu ergänzen.

Ein Vorsorgeauftrag kann vor Eintritt der Urteilsunfähigkeit jederzeit widerrufen beziehungsweise geändert werden.

Patientenverfügung

Am Ende des Lebens kommt es häufig vor, dass betagte Personen krankheitsbedingt urteilsunfähig werden. Dabei können Krankheitsverläufe am Lebensende in Situationen führen, in denen entschieden werden muss, wie nun medizinisch vorgegangen werden soll. Der modernen Medizin stehen so viele lebensverlängernde Interventionsmöglichkeiten zur Verfügung, dass nach neusten Untersuchungen in rund 60 % der medizinisch begleiteten Sterbefälle in der Schweiz dem Tod medizinische Entscheidungen vorangehen müssen, sogenannt medizinische Lebensend-Entscheidungen (*medical end of life decisions*). Meist geht es dabei um die Frage, ob noch lebensverlängernde Therapien durchgeführt werden sollen oder ob darauf verzichtet und dem Sterbeprozess sein Lauf gelassen werden soll. Das Recht auf solche Entscheidungen steht gemäss dem medizinethischen und rechtlichen Autonomie-Prinzip einzig dem betroffenen Patienten oder der betroffenen Patientin, allenfalls ihrer autorisierten Stellvertretung zu. Bei urteilsunfähigen Patienten hat ihre Stellvertretung aber strikt im Sinne des (vorausverfügten oder mutmasslichen) Willens des Patienten oder der Patientin zu entscheiden. Wie aber kann man diesen Willen eruieren? Als ein mögliches Instrument zur Erleichterung solcher Entscheidungen hat das Erwachsenenschutzrecht neben dem Vorsorgeauftrag die Patientenverfügung eingeführt.

Patientenverfügungen sind im Voraus erstellte Festlegungen, welchen medizinischen Massnahmen jemand im Falle eigener Urteilsunfähigkeit zustimmen und welche er oder sie ablehnen würde. Zudem kann man in einer Patientenverfügung eine (oder mehrere) Person(en) nennen, die man bevollmächtigt, bei eigener Urteilsunfähigkeit stellvertretend medizinische Entscheidungen zu treffen beziehungsweise zu bestimmen, was als mutmasslicher Wille der verfügenden Patientin oder des verfügenden Patienten zu gelten hat, wenn dies nicht eindeutig aus den Angaben der Patientenverfügung hervorgeht.

Die Formvorschriften im Blick auf eine Patientenverfügung sind minimal: Sie muss schriftlich abgefasst, datiert und unterschrieben sein. Dabei ist egal, ob die Verfügung eigenhändig verfasst wurde oder unter Verwendung eines vorgegebenen Formulars erstellt wurde; Handschriftlichkeit oder öffentliche Beurkundung sind – anders als beim Vorsorgeauftrag – nicht nötig.

Was jemand in einer Patientenverfügung regelt, ist offen. So gibt es denn sehr ausführliche und sehr knappe Formulare von Patientenverfügungen. Man ist auch nicht verpflichtet, alle Fragen eines bestimmten Formulars zu beantworten. Jeder und jede soll das festhalten, was ihm oder ihr wichtig ist. Sinnvoll könnte sein, in einem allgemeinen Teil einer Verfügung festzuhalten, ob man eher zur Ausschöpfung aller medizinisch-therapeutischen Möglichkeiten neigt und Lebensverlängerung wenn immer möglich wünschbar erscheint oder ob man bei zu vermutender starker Einschränkung der Lebensqualität lieber auf Lebensverlängerung verzichten und palliativ gut betreut mit möglichst wenig Schmerzen dem Sterbeprozess seinen Lauf lassen möchte. Das sagt nichts über konkrete medizinische Einzelmassnahmen, gibt aber eine generelle Richtung der Behandlung vor, die für das Behandlungsteam hilfreich sein kann. Auf jeden Fall sollte eine Patientenverfügung jemanden benennen, der autorisiert wird, stellvertretend für die verfügende Person medizinische Lebensend-Entscheidungen zu fällen. Damit werden Ärztinnen und Ärzte dieser Person gegenüber vom Berufsgeheimnis entbunden und dürfen mit ihr all die Informationen austauschen, die zum Fällen entsprechender medizinischer Entscheidungen nötig sind.

Patientenverfügungen sind grundsätzlich verbindlich. Das Gesetz hält fest: «Eine urteilsfähige Person kann in einer Patientenverfügung festlegen, welchen medizinischen Massnahmen sie im Fall ihrer Urteilsunfähigkeit zustimmt oder nicht zustimmt» (Art. 370 ZGB). Und weiter: «Die Ärztin oder der Arzt entspricht der Patientenverfügung» (Art. 372 ZGB). Solches «Entsprechen» schliesst allerdings immer mit ein, dass Patientenverfügungen in vielen Fällen nicht ganz präzise Antworten auf alle Entscheidungssituationen geben können. Es bleibt oft ein Interpretationsspielraum, bei dem es darum geht, das in einer Verfügung Gesagte nach bestem Wissen und Gewissen auf eine konkrete Entscheidungssituation herunterzubrechen und im Sinn und Geist der verfügenden Person anzuwenden.

Grenzen der Verbindlichkeit sind dann gegeben, wenn etwas verlangt wird, was von Gesetzes wegen verboten ist (zum Beispiel Tötung auf Verlangen), was medizinisch nicht indiziert ist (das heisst nach allgemeiner medizinischer Einschätzung keinen Sinn macht) oder den üblichen Regeln der medizinischen oder pflegerischen Kunst widerspricht. Beeinträchtigt wird die Verbindlichkeit von Patientenverfügungen auch bei starken, begründeten Zweifeln daran, dass die in der Verfügung festgehaltenen Willensäusserungen dem freien Willen der betreffenden Person entsprechen sowie bei starken Indizien, dass der Verfasser oder die Verfasserin der

Verfügung inzwischen seinen oder ihren Willen geändert hat (zum Beispiel durch entsprechende Äusserungen in noch urteilsfähigem Zustand). Selbstverständlich können auch Forderungen, die anderen nicht zumutbar sind (zum Beispiel der Wunsch zu Hause, betreut von Angehörigen, sterben zu können), keine Verbindlichkeit beanspruchen.

Eine Patientenverfügung ist grundsätzlich unbefristet gültig. Es lohnt sich aber, eine einmal erstellte Verfügung alle zwei bis fünf Jahre wieder durchzusehen, gegebenenfalls Korrekturen oder Ergänzungen anzubringen und sie neu zu datieren und zu unterschreiben. So bleibt jederzeit klar, dass die vorliegende Patientenverfügung tatsächlich dem aktuellen Willen der verfügenden Person entspricht.

Von den vielen heute erhältlichen Formularen von Patientenverfügungen ist unter anderem diejenige, die der Berufsverband der Schweizer Ärztinnen und Ärzte FMH zusammen mit der Schweizerischen Akademie der Medizinischen Wissenschaften SAMW herausgegeben hat, besonders verbreitet. Es gibt sie in einer zweiseitigen Kurzversion und einer längeren vierseitigen Version. Beide stehen gratis im Internet zur Verfügung (www.fmh.ch/dienstleistungen/recht/patientenverfuegung.cfm).

Eine Patientenverfügung ist natürlich nur hilfreich, wenn sie in einer gegebenen Situation auch tatsächlich dem Behandlungsteam und den betreuenden Angehörigen vorliegt. Sicherzustellen, dass dem so ist, gehört in die Verantwortung der verfügenden Person. Es ist darum wichtig, das Original einer Patientenverfügung immer bei sich zu behalten und Kopien davon bei Schlüsselpersonen aus dem eigenen Umfeld zu hinterlegen: beim Hausarzt oder der Hausärztin, bei behandelnden Spezialärztinnen und -ärzten, bei den engsten Angehörigen, bei der Person, die man allenfalls als stellvertretende Entscheidungsperson in medizinischen Angelegenheiten eingesetzt hat, bei der Heim- oder Pflegedienstleitung, wenn man in einem Alterszentrum oder Pflegeheim wohnt. Selbstverständlich sind Patientenverfügungen bei geplanten Spitalaufenthalten immer mitzunehmen.

Wichtig ist zu beachten: Patientenverfügungen treten erst von dem Moment an in Kraft, wenn jemand nicht mehr urteilsfähig ist. Dann aber gelten sie als vollwertiger Ausdruck des Willens der betroffenen Person. Solange diese jedoch geistig kompetent ist und ihren Willen, also ihre Zustimmung oder Ablehnung im Blick auf eine medizinische Behandlung, zum Ausdruck bringen kann, gilt nur dieser aktuell geäusserte Wille, auch wenn er dem widersprechen sollte, was in einer Patientenverfügung festgehalten worden ist. Erst bei Eintritt der Urteilsunfähigkeit tritt die Patientenverfügung in Kraft, dann aber sofort. Sie braucht nicht wie der Vorsorgeauftrag erst noch von er KESB validiert zu werden.

Patientenverfügungen können, solange jemand urteilsfähig ist, immer wieder geändert werden. Nach Verlust der Urteilsfähigkeit bleibt der in einer solchen Verfügung festgehaltene Wille im Prinzip verbindlich. Natürlich bleibt die Frage, wieweit Menschen überhaupt in der Lage sind, vorausschauend Entscheidungen zu treffen für Situationen, in die sie sich nur begrenzt hineinversetzen können. Deshalb ganz auf Verfügungen dieser Art zu verzichten, dürfte aber unverantwortlich sein und überliesse Betroffene gänzlich der Entscheidungsgewalt Dritter, was dem Recht auf Selbstbestimmung zuwiderlaufen würde.

Um gewisse Mängel von Patientenverfügungen auszugleichen, entwickelt sich in jüngster Zeit das sogenannt *Advance Care Planning (ACP)*. Dabei geht es darum, nicht einfach irgendeinmal – eventuell Jahre vor dem Eintreten einer Urteilsunfähigkeit – eine Patientenverfügung auszufüllen und diese als Vorsorge zu den Akten zu legen. Vielmehr wird nach einer

Hospitalisation oder nach einem Heimeintritt im gemeinsamen Gespräch von Betroffenen, Behandlungsteam und (sofern von der betroffenen Person gewünscht) von Angehörigen die durch den Krankheitsverlauf sich verändernde Situation und mögliche Behandlungsoptionen laufend diskutiert und festgehalten, wie die Patientin oder der Patient bei möglichen künftigen Entwicklungen behandelt werden möchte. So wird die Patientenverfügung quasi laufend fortgeschrieben und die betroffene Person hat immer wieder Gelegenheit, sich angesichts aktueller Erfahrungen zeitnah für das eine oder andere Behandlungsszenario zu entscheiden.

Weitere hilfreiche Hinweise zu Vorsorgeauftrag und Patientenverfügung finden sich im Beobachter-Ratgeber von Käthi Zeugin: Ich bestimme. Mein komplettes Vorsorgedossier. Zürich 2017.

Medizinische Entscheidungen am Lebensende

Medizinische Entscheidungen am Lebensende fallen – so will es das Autonomie-Prinzip – in die Kompetenz der betroffenen Person. Sie allein hat die letzte Entscheidungsbefugnis darüber, was mit ihr geschieht, welche Behandlung sie will oder nicht will, wie lange sie gegen den Tod ankämpfen und wann sie dem Sterbeprozess seinen Lauf lassen will. Weder die Ärzteschaft noch die Pflege noch die Angehörigen sind diesbezüglich entscheidungsbefugt.

Dabei ist es gar nicht immer einfach herauszufinden, was man selber wirklich will. Angesichts von Krankheit, Sterben und Tod sind wir alle oftmals von Ambivalenzen bestimmt. Man kann durchaus gleichzeitig sterben und weiterleben wollen! Mal überwiegt das eine, mal das andere. In solchen Situationen ist es hilfreich, geduldige Gesprächspartner zu haben, die derartige Ambivalenzen aushalten, einem keine Meinung aufdrängen und helfen, sich durch das Dickicht solcher Gefühle hindurchzuarbeiten, bis man vielleicht irgendwann an den Punkt gelangt, an dem man sich im Klaren darüber ist, was man in der gegebenen Situation wirklich will. Solche Prozesse brauchen Zeit und Geduld. Klärungsprozesse in dieser Art sind natürlich nur möglich, wenn jemand noch geistig kompetent, also urteilsfähig ist.

Für den Fall von urteilsunfähigen Patientinnen oder Patienten hat das Erwachsenenschutzrecht in Art. 378 ZGB genau festgelegt, wer stellvertretend für eine urteilsunfähige Person einer Behandlung zustimmen oder sie ablehnen darf. Die Reihenfolge der infrage kommenden Personen ist in einer Kaskade wie folgt festgelegt:

1. die durch eine Patientenverfügung oder einen Vorsorgeauftrag autorisierte Person;
2. die Beiständin/der Beistand mit Vertretungsrecht in medizinischen Angelegenheiten;
3. der Ehegatte/die Ehegattin oder der eingetragene Partner/die eingetragene Partnerin mit gemeinsamem Haushalt oder bei regelmässiger persönlicher Beistandsgewährung;
4. die Person, die einen gemeinsamen Haushalt mit der urteilsunfähigen Person führt und ihr regelmässig persönlich Beistand leistet;
5. die Nachkommen, die der urteilsunfähigen Person regelmässig persönlich Beistand leisten;
6. die Eltern, die der urteilsunfähigen Person regelmässig persönlich Beistand leisten;
7. die Geschwister, die der urteilsunfähigen Person regelmässig persönlich Beistand leisten.

Lässt sich innerhalb dieser sieben Kategorien keine Person finden, die die Stellvertretung zu übernehmen bereit ist, liegt es an der KESB,

8. eine Vertretungsbeistandschaft zu errichten (Art. 381 ZGB).

Am einfachsten ist es, wenn jemand im Sinne der Selbstverantwortung und Vorsorge in einer Patientenverfügung eine Person seines oder ihres Vertrauens bestimmt, die bereit ist, im Gespräch mit Ärzteschaft und Pflege darüber zu bestimmen, welche Behandlung der betroffenen Person im Zustand der Urteilsunfähigkeit zukommen soll und was als ihr mutmasslicher Wille zu gelten hat (Stufe 1 der Kaskade). Das ist keine leichte Aufgabe. Sie kann nur dann befriedigend gelöst werden, wenn die vorausverfügende Person mit der in die Stellvertretung einwilligenden Person so intensiv über ihre Haltung und ihren Willen gesprochen hat, dass letztere in der Lage ist, sich in ihre Situation einzufühlen und ihren mutmasslichen Willen in einer konkreten Entscheidungssituation zu eruieren.

Grenzen der Vorausplanung

Vorsorgen heisst, selbstverantwortlich und selbstbestimmt vorausplanen und unser Leben so lange wie möglich so autonom wie möglich führen. Dieses Streben nach Autonomie hat in unserer Gesellschaft einen ganz hohen Stellenwert. Der amerikanische Medizinethiker Daniel Callahan hat einmal gesagt, es habe bei uns «fast die Qualität einer Besessenheit angenommen». Mit Besessenheit meint er eine Lebenseinstellung, die Selbstbestimmung als umfassende Kontrolle über das eigene Leben versteht: alles im Griff haben wollen, selber Regie führen können auf der Bühne unseres Lebens, nichts dem Zufall überlassen, alles planen, managen, absichern und beherrschen wollen. Damit versperrt man sich aber mitunter zentrale Erfahrungen des Lebens. Denn der deutsche Medizinethiker Giovanni Maio hat Recht, wenn er sagt, dass das Lebendige gerade dadurch definiert ist, dass es sich der Vorhersehbarkeit und der vorausplanenden Verfügbarkeit entzieht. Dem Lebendigen im Leben kann man nur in Offenheit für das Unverhoffte, Unerwartete begegnen, das einem widerfährt. Darin liegt eine Grenze unseres Vorausplanens und unseres Vorsorgens. Leben heisst: Offen sein für das Nicht-Vorhersehbare, für das fremdverfügte Widerfahrnis, für das, was von aussen auf uns zukommt, was uns zugespielt und zugemutet wird, was uns ungeplant zustösst. Sich darauf einzulassen und in Selbstverantwortung nach Wegen zu suchen, konstruktiv damit umzugehen, gehört auch zu einer verantwortlichen Lebenskunst.

Wir stehen gerade im Blick auf das Alter und das Lebensende vor einer doppelten Herausforderung: Zum einen geht es darum, unser Leben zu planen und Vorsorge zu treffen als Ausdruck unserer Selbstverantwortung. Davon handelt der zentrale Aspekt dieses Buchkapitels. Zum anderen gilt es aber zugleich, eine innere Haltung zu entwickeln, die offen bleibt für das, was unvorhergesehen und unverfügbar auf uns zukommt; sei es als Chance oder als Belastung; für das, was wir gleichsam passiv (oder besser: rezeptiv, in einer Haltung offenen Empfangens) entgegennehmen müssen, um dann aber eigenverantwortlich damit umzugehen (in einer Art «aktiver Passivität»). Diese Haltung aktiver Passivität, die erlaubt, sich kreativ auch auf das einzulassen, was wir nicht in der Hand haben, braucht Mut und Gelassenheit.

Gelassenheit

Gelassenheit ist eine Haltung, die traditionellerweise als Tugend des Alters verstanden wurde. Das hat etwas für sich. Man kann diese Tugend in dreifacher Hinsicht entfalten:

Zum einen: Gelassenheit als ein *Zulassen*, als Fähigkeit, Dinge, die sich ergeben, die nun einmal sind, wie sie sind, zuzulassen, sie nicht krampfhaft bekämpfen oder durch übertriebenes Vorsorgebemühen schon prophylaktisch verhindern zu müssen. Gelassenheit ist in dieser Hinsicht die Freiheit, die Welt und die Wirklichkeit unseres Lebens so anzunehmen, wie sie sind, und auf unnötige Kontrollzwänge zu verzichten, auch in den Prozessen am Ende unseres Lebens.

Zum andern: Gelassenheit als *Loslassen*, als Bereitschaft, überholte Vorstellungen, alte Rollen und frühere Fähigkeiten getrost aufzugeben, wenn sie im höheren Alter und im Zugehen auf das Lebensende nicht mehr relevant oder aktuell sind.

Und schliesslich: Gelassenheit als *Sich-Überlassen*, als innere Freiheit, Abhängigkeiten anzuerkennen, Hilfe wo nötig in Anspruch zu nehmen und sich auch ein Stück weit in die Hand anderer geben zu können, ohne sich deshalb narzisstisch gekränkt oder in seiner Würde verletzt zu fühlen.

Gelassenheit ist auch ein Ausdruck von Selbstverantwortung, von gereifter Selbstverantwortung könnte man sagen. Und sie ist die notwendige Ergänzung zur Haltung einer selbstbestimmten Vorsorge, weil sie dazu verhilft, auch zu Phänomenen des Lebens ein konstruktives Verhältnis zu gewinnen, die sich unserer vorausplanenden Selbstsorge entziehen. Sie bewahrt gerade am Ende des Lebens die Offenheit für das Überraschende, Nichtplanbare des Lebens, ohne die das Leben erstarren und Vorsorge zu ängstlicher Absicherung in einer Haltung der über alles zu verfügen wollenden Kontrolle missraten würde.

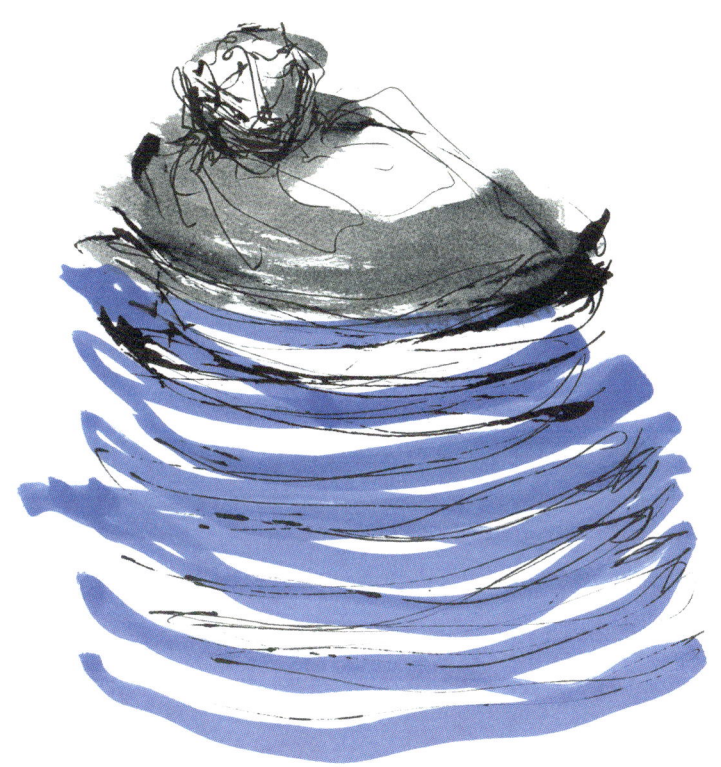
Verena Staggl, 2002

Der Klang
Ich höre Klänge
Triefend von Leben
Fern von Tod.

Von euch berauscht sein
will mein ganzer Schmerz.
Werd ruhig bei mir
Du sanfter Klang.

Tief atme ich Dich ein –
Plötzlich bist Du fort
Mein Sein von dir
Kaum berührt.

Doch Erinnern ist stärker
Und klingt für immer.

Luisa Famos

4. LEIDEN LINDERN

Eva Niedermann, Georg Bollig

Die Linderung von Leidenszuständen gehört zu den Kernaufgaben einer palliativen Begleitung. Im Verlauf von schweren Erkrankungen und im Sterbeprozess können unterschiedliche Beschwerden auftreten. Eine palliative Begleitung und Behandlung orientiert sich am individuellen Erleben der Betroffen und möchte, soweit möglich, zur Linderung der Beschwerden beitragen.

Besonders belastend können Schmerzen, Atemnot, Übelkeit bis hin zu Erbrechen, starke Müdigkeit, Angst, Verwirrung, Unruhe, aber auch Hoffnungslosigkeit, Ohnmacht und Einsamkeit sein. Welche Beschwerden, im Fachjargon Symptome genannt, auftreten können und wie jemand darunter leidet, hängt von unterschiedlichen Faktoren ab. Entscheidend ist, dass das Erleben und Empfinden des betroffenen Menschen im Umgang mit diesen immer sehr individuellen Beschwerden im Mittelpunkt steht und damit Ausgang aller Bemühungen ist.

«Erzählen Sie mir doch einmal etwas über Ihren Schmerz.» So hat Cicely Saunders, die Pionierin der Hospizbewegung, Betroffene zum Erzählen aufgefordert. Sie hat damit zu einem neuen Verständnis von Schmerz und Begleitung von Sterbenden beigetragen. Schmerzen sind vielschichtig und können körperliche, seelische, geistige, spirituelle, soziale, aber auch kulturelle Ursachen haben. Dem Menschen in seinen konkret erlebten Schmerzen und Leiden beizustehen und ihn zu begleiten, fordert uns darum ganzheitlich heraus. Eine rein schulmedizinische Herangehensweise zur Linderung von belastenden Symptomen kann deshalb sinnvoll ergänzt werden. Cicely Saunders hat dies mit dem Begriff «Total Pain» beschrieben, was auch mit «umfassender Schmerz» übersetzt werden kann.

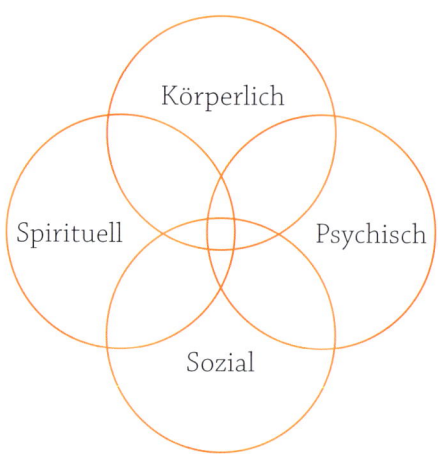

Abb. 5: Dimensionen des Schmerzes

Eine von palliativen Grundsätzen geprägte Haltung berücksichtigt alle vier Dimensionen von Leiden und deren Zusammenwirken. Massgebend ist das Schmerzempfinden des betroffenen Menschen und sein individuelles Erleben. Der betroffene Mensch ist Experte seiner selbst. Ihm gilt es zuzuhören und mit ihm darüber nachzudenken, was seine Situation verbessern oder erleichtern könnte.

Man spricht hier von einer radikalen Betroffenenorientierung.

> «Radikales Interesse und Mitleidenschaft, Orientierung an den Äusserungen und Wünschen, dem Lebenslauf und der Lebensgeschichte der Betroffenen bilden den Ausgang allen Bemühens.»[16]
>
> *Andreas Heller und Cornelia Knipping*

Vom Umgang mit Leiden und Schmerz

Grundsätzlich kann von vier Strategien des Umgangs mit Schmerz und generell des Umsorgens am Lebensende gesprochen werden:

- Da sein
- Nichtmedikamentöse Massnahmen
- Medikamente
- Bleiben und aushalten

Da sein

Neben den vielfältigen Aktivitäten und Massnahmen in der Begleitung Sterbender ist es ebenfalls sehr wichtig, dass jemand einfach nur da ist. Eine mitmenschliche und empathische, eine ganz ruhige Zuwendung trägt viel zur Erleichterung bei. Es entlastet, wenn jemand da ist, seine Zeit schenkt, zuhört, wacht und durch sein Mitfühlen die Beschwerden mitträgt. Menschen, die Schwerkranke oder Sterbenden begleiten, erleben diese Zeit des Da-Seins oft als besonders wertvoll und verbindend. Gerade auch dann, wenn es sich um einen ihnen nahestehenden Menschen handelt.

---

16 Knipping, Cornelia: Lehrbuch Palliative Care, Bern 2007, S. 44

Für einen schwerkranken, sterbenden Menschen da sein heisst, sich mit voller Aufmerksamkeit und Achtsamkeit auf ihn und seine Situation einlassen. Es braucht oft keine grossen Handlungen und nicht viele Worte. Allein die Präsenz kann auf die sterbende Person beruhigend wirken. Wichtig ist, dass sich die begleitende Person nicht überfordert, ihre eigenen Grenzen erkennt und benennt. Geht eine Leidens- und Sterbephase über längere Zeit, braucht es mehrere Personen, die sich in der Begleitung des sterbenden Menschen regelmässig ablösen. Das können neben den Angehörigen und Freunden beispielsweise auch freiwillige Sterbegleiterinnen und -begleiter, Nachbarinnen und Nachbarn, Arbeitskolleginnen und -kollegen sein. Und nicht zuletzt ist dem Sterbenden auch immer wieder Ruhe und Zeit für sich selbst zu lassen. Da sein kann hier auch «in der Nähe sein» bedeuten.

Nichtmedikamentöse Massnahmen

Es gibt eine Vielzahl unterschiedlicher Massnahmen, die zur Behandlung und Linderung belastendender Symptome und Beschwerden beitragen können. Neben Medikamenten können nichtmedikamentöse Massnahmen sinnvoll und hilfreich sein. Das beinhaltet Berührungen, Positionswechsel, leichte Massagen, Wickelanwendungen, Düfte, Bewegung, Spaziergänge, Musik, Meditationen, Lieder, Gebete, Gedichte, Tiere, Pflanzen, Bilder.

Es hilft, sich daran zu erinnern, wie eine betroffene Person in vergangenen Zeiten mit Unwohlsein oder Krankheit umgegangen ist und was ihr jeweils geholfen hat. Vertraute Personen können dazu wertvolle Anregungen geben. Es darf ausprobiert werden und intuitive Ideen können umgesetzt werden. Grundsätzlich gilt es immer zu überprüfen, ob der sterbende Mensch eine bestimmte Handlung angenehm und entlastend empfindet. Wenn das nicht der Fall ist, muss damit aufgehört werden. Seine Wünsche und Vorlieben sind absolut leitend, auch wenn sie sehr wechselhaft sein können. Nur allzu oft entstehen hier (ohne böse Absicht) Grenzüberschreitungen. Wenn sich der Sterbende nicht mehr verbal äussern kann, können Gesichtsausdruck, Atmung und Körperhaltung einen Anhaltspunkt geben, was ihm gut tut oder was er nicht mag.

Im Blick auf nichtmedikamentöse Massnahmen gilt wie bei allem begleitenden Handeln: Nicht in einen Aktionismus verfallen und Unruhe vermeiden!

> «Ein Beispiel für eine einfach erlernbare und durchführbare nichtmedikamentöse Massnahme zur Symptomlinderung ist die Akupressur bei Übelkeit. Mittels Akupressur kann man den bekannten Akupunkturpunkt Perikard 6 bei sich selbst oder anderen stimulieren. Die Wirksamkeit dieser Massnahme ist durch wissenschaftliche Studien belegt. Durch Druck oder Massage lässt sich Übelkeit bei Reisekrankheit, Chemotherapie oder anderen Ursachen verbessern. Der Punkt findet sich, wie auf dem Bild gezeigt, mittig auf der Innenseite des Unterarms, ca. 3 Finger unterhalb des Handgelenks.»[17]

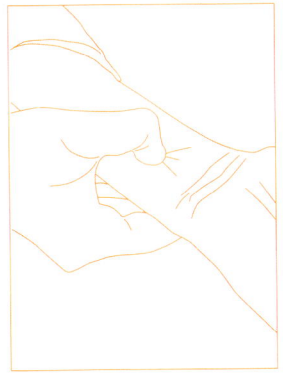

Abb. 6: Der Akupressurpunkt Perikard 6 kann Übelkeit lindern

---

17 Bollig Georg; Heller Andreas; Völkel Manuela: Letzte Hilfe. Umsorgen von schwer erkrankten und sterbenden Menschen am Lebensende, Esslingen 2016

Linderung von Atemnot mit einem Mini-Handventilator

Ein batteriebetriebener Taschenventilator kann Atemnot lindern! Hierbei wirken der erzeugte Luftstrom und ein Effekt auf Nerven im Kopfbereich symptomlindernd. Die Methode ist nicht nur effektiv, sondern auch wissenschaftlich erforscht und ihre Wirksamkeit bewiesen.

Weitere Vorteile sind die leichte Anwendung und die Möglichkeit für Betroffene, selbst etwas zur Linderung der Atemnot zu tun. Dies kann das Gefühl der Angst und Hilflosigkeit mindern.

Andere Vorschläge für nichtmedikamentöse Symptomlinderung:

- Da sein / zuhören
- Berührung / leichte Massage
- Bewegung
- Entspannung
- Meditation / MBSR
  (*Mindfulness-Based Stress Reduction*)[18]
- Akupressur (Akupunktur / Tens)
- Aromatherapie
- Psychologische Schmerzbehandlung
- Ruhige Umgebung
- Positionierung
- Beruhigende Musik
- Rituale (singen und beten)
- Mundpflege
- *Kangarooing*: Känguru-Methode[19]
- Im *Letzte Hilfe Kurs* werden darüber noch weitere nichtmedikamentöse Massnahmen vorgestellt.

---

18 www.mindfulness.swiss/kurse/mbsr
19 www.elisabeth-kuebler-ross-akademie.de/wp-content/uploads/2019/03/4_Unruhe2469.pdf

Medikamentöse Massnahmen

Der Schwerpunkt der medikamentösen Behandlung am Lebensende liegt auf der Linderung belastender Symptome. Dabei sind immer die individuellen Wünsche und Bedürfnisse der betroffenen Person zu berücksichtigen. Sie gibt an, wie sie Schmerz empfindet. Die Dosierung der Medikamente wird individuell auf die leidende Person abgestimmt. Auch Nebenwirkungen, die gewisse Medikamente auslösen können, werden berücksichtigt und vorausschauend behandelt. Wenn möglich, wird in Gesprächen mit der betroffenen Person und gegebenenfalls auch mit ihren Angehörigen herauszufinden versucht, welche Beschwerden im Vordergrund stehen und in welchem Mass und mit welcher Priorität sie gelindert werden sollen.

Die Palliativmedizin arbeitet am Lebensende mit einer übersichtlichen Reihe von Medikamenten. Sie verfügt damit über ein Angebot, das die Behandlung der wichtigsten Symptome ermöglicht. Die Medikamente werden vorausschauend frühzeitig und regelmässig verabreicht.

Es gibt eine Fülle von Methoden, wie diese Medikamente verabreicht werden können. Auch dann, wenn ein Mensch nicht bei Bewusstsein ist. Das Befinden eines Sterbenden kann sich überraschend ändern. Gerade bei der Begleitung Sterbender zu Hause ist deshalb zu berücksichtigen, dass Medikamente in unterschiedlichen Applikationsformen zur Verfügung stehen.

Wenn das Schlucken von Tabletten im Sterbeprozess nicht mehr möglich ist können Medikamente problemlos unter die Haut gespritzt werden. Eine effektive Linderung mit Medikamenten ist damit bis zum Schluss möglich.

Bleiben und aushalten

Wie in der Ersten Hilfe sollte auch in der Letzten Hilfe gelten, dass der betroffene Mensch in seinem Leidenszustand nicht allein gelassen wird. Der Sterbeprozess eines Menschen kann sich über Tage, auch über Wochen hinziehen. Das kann die Begleitenden an die Grenzen der Belastbarkeit führen. Nicht immer gibt es etwas Hilfreiches, Entlastendes, spürbar Wirksames zu tun. Oftmals heisst es einfach, als An- und Zugehörige neben der sterbenden Person zu wachen, die Situation auszuhalten und abzuwarten. Wenn lieb gemeinte und mit viel Aufwand organisierte Ideen wie das Kochen eines Lieblingsmenüs, musizierende Enkelkinder oder ein Besuch von weither nicht die erwünschte Freude und Ablenkung von Beschwerden hervorrufen, kann das die Begleitenden frustrieren und bedrücken. Das gilt es auszuhalten.

Auch möchten nicht alle Sterbenden ständig jemanden direkt neben sich wissen. Vielleicht ist es manchen wohler, wenn sie immer wieder für sich sein können, aber im Wissen darum, dass jemand in der Nähe ist.

Die Sorge und Begleitung eines sterbenden Menschen will organisiert sein. Es ist nicht einfach, als An- und Zugehörige realistisch auf die eigenen Kräfte und eigenen Grenzen zu achten. Es ist darum hilfreich, wenn sich die Begleitenden untereinander absprechen und gegenseitig ablösen. Ausserdem können freiwillige Sterbebegleiterinnen und -begleiter zur Entlastung beitragen.

Ernährung und Flüssigkeit am Lebensende

Essen und Trinken dient nicht nur der Lebenserhaltung. Wir verbinden es im Allgemeinen mit Genuss, Freude, Gemeinschaft und Zuwendung. Bei fast allen schwerkranken Menschen stellt sich die Frage nach dem Essen und Trinken. Sie leiden oft unter Appetitmangel und Gewichtsverlust.

Im Verlauf von schweren Erkrankungen kann eine künstliche Ernährung sinnvoll sein, wenn die Betroffenen dadurch wieder Kräfte und Wohlbefinden erlangen. Wenn Essen und Trinken wie auch eine künstliche Ernährung abgelehnt werden und medizinische Ursachen für die Ablehnung (beispielsweise entzündete Stellen in der Mundhöhle, Schluckbeschwerden usw.) ausgeschlossen wurden, ist dies als natürliche Entwicklung im Sterbeprozess zu akzeptieren.

Gerade für Nahestehende kann die Ablehnung von Essen und Trinken besonders schwer zu ertragen sein. Der abnehmende Appetit hält die Verschlechterung des Zustands des geliebten Menschen deutlich vor Augen. Umso wichtiger ist es, dass begleitendende Fachpersonen diesen Vorgang erklären. Wiederholte und meist gut gemeinte Aufforderungen zum Essen und Trinken können sehr belastend sein und Konflikte auslösen. Das kann sogar dazu führen, dass Sterbende ihren Angehörigen zuliebe essen, obwohl es bei ihnen Beschwerden hervorruft. Gegebenenfalls braucht es wiederholte Gespräche mit den Angehörigen, um Alternativen der Fürsorge aufzuzeigen (siehe Kapitel Mundpflege).

Möglichkeiten der Ernährung und Flüssigkeitsgabe

In der Regel nehmen wir Nahrung und Flüssigkeiten durch den Mund zu uns. Dies wird auch bei erkrankten Menschen, wenn immer möglich, bevorzugt. Kann auf diese Weise nicht genügend Flüssigkeit und Energie zugeführt werden oder wird keine oder nur wenig Nahrung über den Magen-Darm-Trakt vertragen, gibt es alternative Möglichkeiten. Hier ein paar Beispiele, wie Flüssigkeit und künstliche Ernährung über längere Zeit zugeführt werden können:[20]

Port-A-Cath

Ein Portkatheter oder kurz «Port» ist ein dauerhafter Zugang von aussen in eine Vene. Er wird vor allem bei Therapien empfohlen, bei denen Medikamente wiederholt direkt in die venöse Blutbahn abgegeben werden müssen. Ein Port-A-Cath erspart die wiederholte Punktion der Venen, was für den betroffenen Menschen auf Dauer sehr mühsam und schmerzhaft werden kann. Dies ist insbesondere bei der Chemotherapie der Fall. Hierüber kann auch Flüssigkeit und künstliche Ernährung verabreicht werden.

PICC (Peripherally Inserted Central Venous Catheter)

Der PICC ist ein peripher gelegter zentraler Venenkatheter, der oberhalb der Ellenbeuge eingelegt wird. Wenn keine Komplikationen auftreten (z. B. Infektion), kann ein PICC bis zu 6 Monaten belassen werden.

PEG (Perkutane endoskopische Gastrostomie)

Die PEG-Sonde dient der künstlichen Ernährung direkt über den Magen-Darm-Trakt. Sie besteht aus einem elastischen Kunststoffschlauch, der eine Verbindung zwischen Bauchwand und Magen herstellt. Durch die PEG können Flüssigkeit, künstliche Nahrung und Medikamente verabreicht werden.

Subkutan

Eine unter die Haut (subkutan) gelegte Infusionsnadel kann genutzt werden, um eine begrenzte Menge Flüssigkeit sowie gewisse Medikamente zu verabreichen.

---

20 www.krebsinformationsdienst.de/behandlung/chemotherapie-portsysteme.php

Es hat sich gezeigt, dass es hilfreich sein kann, sich von diesen unterschiedlichen Massnahmen ein Bild zu machen. Im *Letzte Hilfe Kurs* werden dazu Fotos gezeigt und weitere Informationen abgegeben.

Entscheidung über die künstliche Ernährung:

Grundsätzlich entscheidet die betroffene Person selbst darüber, ob eine künstliche Ernährung vorgenommen werden soll. Kann sie sich nicht mehr selber dazu äussern, muss auf allfällige Aussagen einer Patientenverfügung zurückgegriffen werden. Gibt es eine solche nicht, ist soweit möglich der mutmassliche Wille der betroffenen Person zu eruieren. Die Letztentscheidung liegt dabei bei der zu stellvertretenden medizinischen Entscheidungen autorisierten Person.

Im Verlauf des Sterbens nehmen die Funktionen des Körpers ab. Der Körper benötigt dadurch weniger Energie. Eine künstliche Ernährung kann im Sterbeprozess zu einer starken körperlichen Belastung führen und Beschwerden wie Atemnot und Übelkeit verstärken.

Man stirbt nicht, weil man aufhört zu essen und zu trinken, sondern man hört auf zu essen und zu trinken, weil man stirbt.

Mundtrockenheit – Mundpflege als praktische Massnahme der Letzten Hilfe

Mit dem Begriff «Mundpflege» bezeichnen Fachpersonen das Anfeuchten der Mundschleimhaut. Häufig ist die trockene Mundschleimhaut die Ursache, wenn schwerkranke Menschen über Durstgefühle klagen.

Eine gute und regelmässige Mundpflege hilft, das Durstgefühl zu lindern und sorgt für Erfrischung. Zusätzlich kann eine Raumluftbefeuchtung hilfreich sein. Der Mund ist ein ausserordentlich intimer Bereich des Körpers, dem sich in der Regel nur vertraute Personen nähern dürfen. Daher bietet es sich an, dass sich An- und Zugehörige, die bei der sterbenden Person wachen, in die Ausführung der Mundpflege einführen lassen.

Mundpflege kann aktive Hilfe durch Angehörige sein und tut nicht nur dem Betroffenen gut, sondern gibt darüber hinaus den Angehörigen auch das Gefühl, etwas für den Sterbenden tun zu können.

Allerdings wollen sich nicht alle Angehörigen der sterbenden Person auf diese Weise zuwenden. Dies gilt es zu respektieren.

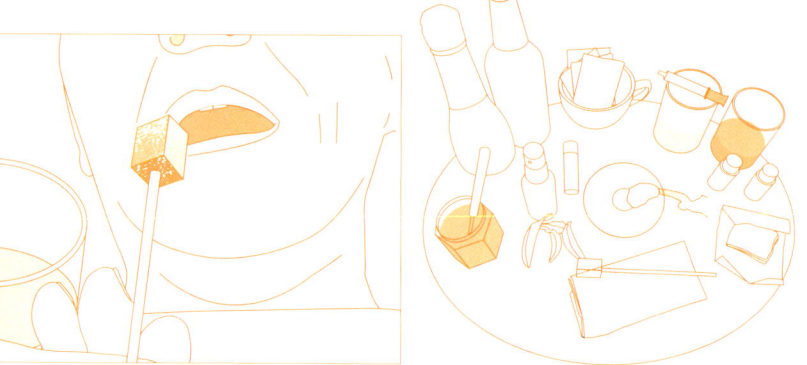

Abb. 7: Mundpflege als Zuwendung: Anwendung und Material

Praktisches Vorgehen bei der Mundpflege

Zur Mundpflege eignen sich verschiedene Getränke, ganz nach Gusto und Vorlieben der Betroffenen. Alles ist erlaubt, was schmeckt und dem Zustand der Mundschleimhaut entspricht.

Zu Beginn wird der sterbende Mensch angesprochen und über die Mundpflege informiert. Dabei kann eine Hand auf die Schulter oder den Arm gelegt werden, um auf den körperlichen Kontakt vorzubereiten. All dies geschieht mit grosser Achtsamkeit und in Ruhe.

Die Mundpflege beginnt mit der Lippenpflege. Das Eincremen der Lippen kann mit einer Panthenol-Salbe oder auch mit flüssigem Honig geschehen.[21] Anschliessend wird vorsichtig und behutsam ein angenehmer Geschmack über die Lippen angeboten. Dies kann beispielsweise mit einer um den Finger gewickelten, mit Feuchtigkeit getränkten Kompresse oder einem Schaumstoff-Stäbchen geschehen. Nimmt der sterbende Mensch dies an und hält den Mund weiterhin geöffnet, kann bis hinter die Lippen in den Mund gefahren werden. Es kann auch mit einem Teelöffel, einer Pipette, einer kleinen Spritze oder einem Sprühfläschchen eine kleine Menge Flüssigkeit in den Mundwinkel geträufelt oder gesprüht werden. Die Entscheidung, mit welchem Hilfsmittel die Mundpflege ausgeführt wird, geht jeweils von der durchführenden Person und der Reaktion der Sterbenden aus.

Die Mundpflege kann nach Bedarf wiederholt werden. Wenn der betroffene Mensch durch den Mund atmet, kann dies alle 30 Minuten der Fall sein.

Die Mundpflege sollte niemals mit Zwang durchgeführt werden. Wenn der Betroffene den Mund nicht öffnen möchte, muss dies akzeptiert werden.

---

21 Kränzle, Susanne; Schmid, Ulrike; Seeger, Christa: Palliative Care, Berlin 2018, S. 201f

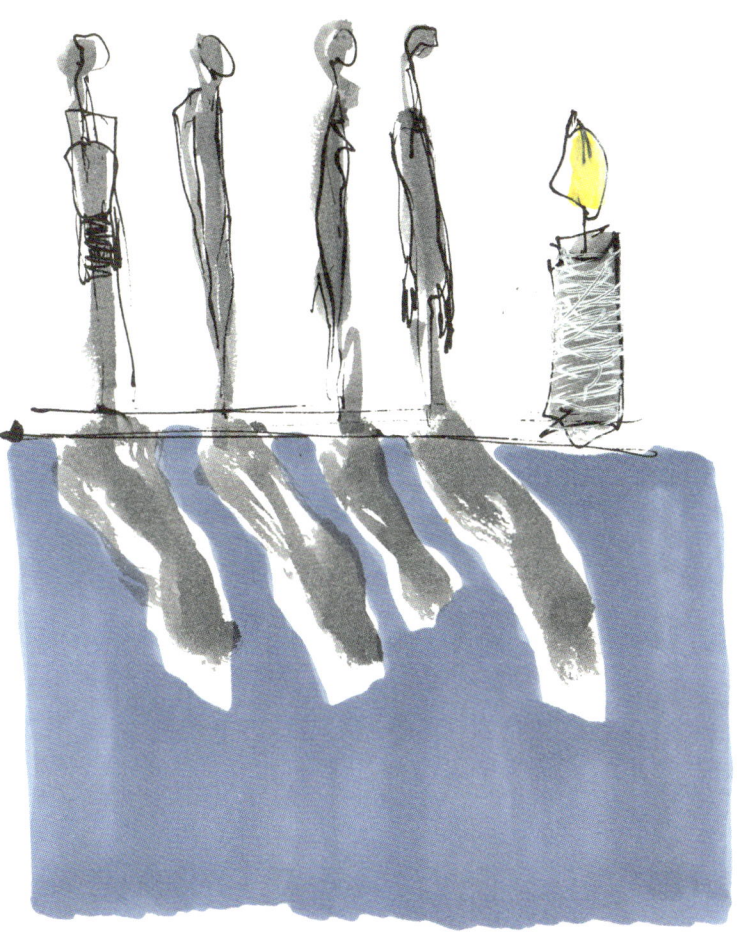

Du gingst
Hin zu den Horizonten
Die sich kreuzen
Hin zu den Jahreszeiten
Hand in Hand
Du gingst ohne mich
Und doch
Bist Du mir näher
Als die Sonne
Die meinen Körper wärmt
Als das Dunkel der Nacht
Das mich umfasst.

Luisa Famos

5. ABSCHIED NEHMEN

Rita Famos

Wenn der Tod eintritt

Die Anzeichen des nahenden Todes, der Prozess des Sterbens ist sehr individuell und kann Stunden, Tage oder auch Wochen dauern. Tritt der Tod dann ein, ist das oft ein bedeutsamer und ergreifender Moment.

Je nach kultureller Prägung entsteht entweder eine Stille oder es bricht bei den Anwesenden ein lautes Wehklagen aus. Wichtig ist, dass alle Anwesenden sich Zeit nehmen für diese Phase und sie so gestalten können, wie es für sie unter Rücksichtnahme auf die anderen und deren Bedürfnisse hilfreich ist.

Breitet sich eine Stille aus, darf sie zugelassen werden. Für die nächsten Augenblicke muss auch nichts gesagt, nichts getan werden, es braucht vorerst keine Aktivitäten. Die verstorbene Person darf berührt, umarmt, geküsst werden, wie in den Tagen, als sie gelebt hat. Damit ist der Tod besser zu be«greifen».

Der Tod löst bei vielen Angehörigen die Spannung, er setzt Schmerzen und Klagen frei, Weinen und Erschütterung. Auch das hat seinen Platz und ist ganz normal.

Kinder spüren gut, was sie in diesem Augenblick wollen und brauchen. Sie sollten nach ihrem freien Willen an dieser

Phase beteiligt werden. Die Begleitung und Sicherheit durch eine erwachsene Person sind dabei jedoch wichtig. Kinder gehen mit dieser Situation oft sehr natürlich um, ihre Fragen lösen die Spannung und geben den Erwachsenen oft auch Sicherheit und Trost.

Trauerreaktionen können sehr unterschiedlich aussehen. Es können auch Reaktionen auftreten wie Verleugnung, Ärger, Zorn, Erschöpfung oder Angst. Angehörige können bei dem Toten bleiben. Jetzt hat man viel Zeit, die man sich auch nehmen sollte. Es gibt wenig Gründe für einen schnellen Transfer des Leichnams. Je nachdem, an welchem Ort man sich befindet, ergeben sich verschiedene Möglichkeiten. Oft gibt es den Wunsch von Angehörigen von auswärts, den Verstorbenen, die Verstorbene noch einmal zu sehen. Familienangehörige und der Freundeskreis sollten informiert werden.

Es kann für die Direktbetroffenen hilfreich sein, in dieser Phase eine Person ihres Vertrauens, zum Beispiel eine Seelsorgerin oder einen Seelsorger, beizuziehen. Sie kann Sicherheit vermitteln, ein Gebet sprechen, ein Ritual gestalten. Bei schwierigen familiären Beziehungen kann sie weitere Familienmitglieder informieren oder Familien begleiten, wenn sie erst am Totenbett wieder zusammenfinden.

Ein guter Abschied hat eine grosse und bleibende Bedeutung. Er ist ein besonderer Moment im Leben. Er ist eine letzte Möglichkeit, noch einmal etwas zu sagen, was nur jetzt gesagt werden kann.

Daher ist es gerade in den ersten Stunden nach Eintritt des Todes wichtig dafür zu sorgen, dass die Hinterbliebenen

- sich Zeit lassen können und nicht gestört werden,
- eventuell eine Kerze im Raum haben und anzünden können,

- vielleicht eine Blume in die Hand der verstorbenen Person legen können oder ein persönlich bedeutsames Utensil aus ihrem Leben, wie z. B. ein Hut, eine Handtasche o. Ä.

Nach einer ersten Phase der Stille oder des lauten Klagens und Weinens besteht jetzt vielleicht die Möglichkeit, etwas auszudrücken und zu sagen, was man gerne noch gesagt hätte, vielleicht etwas, das man mit auf den Weg geben möchte. Es kann Dank ausgedrückt werden, für alles, was die verstorbene Person einem bedeutet hat. Es ist möglich, dass jemanden ein Gefühl bedrückt, der verstorbenen Person oder sich selbst etwas schuldig geblieben zu sein. Das darf jetzt ausgesprochen werden. Vielleicht ist jemand durch den Verstorbenen oder die Verstorbene verletzt, gekränkt, beleidigt worden. Auch das hat nun seinen Platz. Immer gilt es, auch die anderen Anwesenden im Blick zu haben. Es besteht auch die Möglichkeit, zu vergeben und um Verzeihung zu bitten. Wenn das Leben der jetzt Abschiednehmenden reicher und bunter geworden ist durch die verstorbene Person, kann es angebracht sein, dies zu sagen und dafür zu danken. Oder vielleicht erzählt jemand eine Geschichte, die er oder sie mit der verstorbenen Person verbindet und die ihm oder ihr bleiben wird. Die Anwesenden können gemeinsam ein Gebet sprechen, ein Lied anstimmen, einander umarmen, was immer ihnen an Nähe oder auch an Distanz gut tut. Falls eine Seelsorgerin oder ein Seelsorger beigezogen wird, können diese mit den Anwesenden diesen Abschiedsmoment gestalten. Oft sind traditionelle, vorgegebene Rituale und Gebete eine grosse Stütze.

Was ist in den ersten Stunden nach dem Tod zu veranlassen?

Nach dem Eintritt des Todes braucht es eine Ärztin oder einen Arzt, um den Tod zu bestätigen und eine *Todesbescheinigung* auszustellen. Ist der Tod zu Hause eingetreten, kann der Hausarzt oder die Notärztin (Tel.144) aufgeboten werden. Im Spital oder Heim übernehmen das die Ärztinnen und Ärzte vor Ort.

Anschliessend sollte *mit der Gemeinde oder einem Bestattungsinstitut* Kontakt aufgenommen werden, um die Aufbahrung, Überführung des Leichnams, Kremation und Bestattung aufzugleisen. Je nach Kanton oder Gemeinde ist die Zuständigkeit anders geregelt. Es ist von Vorteil, wenn man sich einmal ganz unabhängig von einem Todesfall in seiner Gemeinde informiert, wie die Abläufe und Zuständigkeiten im Todesfall sind.

Eine *Aufbahrung* kann zu Hause, auf dem Friedhof oder in einem Heim bzw. einem Spital stattfinden. Die Angehörigen können für die letzten Handlungen an der verstorbenen Person ihre Wünsche geltend machen und beispielsweise bei der Einsargung und Aufbahrung mithelfen, die Kleidung bestimmen, die der verstorbene Mensch tragen soll, den Sarg schmücken oder ihr etwas für den Abschied Bedeutsames mitgeben.

Aufbahrungshallen sind oft Teil eines Friedhofes und bieten die Möglichkeit, von der verstorbenen Person persönlich Abschied zu nehmen. Der Körper des verstorbenen Menschen liegt hier im offenen oder geschlossenen Sarg. Bei einigen Aufbahrungsräumen ist der Sarg durch eine Scheibe getrennt, bei anderen gibt es keine Abtrennung zum Sarg. Der Sarg wird gekühlt. Aufbahrungshallen sind meist öffentlich, wobei der Zugang zur verstorbenen Person auf Wunsch der Familie eingeschränkt oder gezielt reglementiert werden kann.

Der Todesfall muss spätestens nach 48 Stunden *beim zuständigen Zivilstandsamt* gemeldet werden. (Zuständig ist das Zivilstandsamt des letzten Wohnsitzes der verstorbenen Person.) Für die Meldung eines Todesfalles braucht es verschiedene amtliche Dokumente: Pass oder Identitätskarte, um sich auszuweisen, Totenschein, Familienbüchlein, für ausländische Staatsbürger den Niederlassungsschein oder die Aufenthaltsbewilligung.) Im Gespräch mit dem Zivilstandesamt werden auch die wichtigsten Fragen rund um die Bestattung geklärt, etwa die Bestattungsart (Erdbestattung, Kremation), der Bestattungsort und die Art des Grabes (Einzelgrab, Nischengrab, Urnengrab, Gemeinschaftsgrab). Es wird auch geklärt, ob eine kirchliche, religiöse Feier die Bestattung begleiten soll und die entsprechenden Kontakte werden vermittelt. In einigen Kantonen besprechen die Trauerfamilien diese Fragen mit privaten Bestattungsinstituten, die dann die Dokumente und Wünsche der Familie an die entsprechenden Stellen übermitteln.

Für eine kirchliche Bestattung sollte möglichst bald mit dem zuständigen Pfarramt Kontakt aufgenommen werden. Ein Termin für ein Abdankungsgespräch sollte vereinbart und mögliche Termine für eine Abdankung mit der Pfarrperson besprochen werden.

Bestattungsformen und Abschiedsfeier

Jede Bürgerin und jeder Bürger der Schweiz hat ein Anrecht auf eine würdige Bestattung. Die Umsetzung ist in den Bestattungsverordnungen der Kantone geregelt. Am meisten verbreitet ist die *Feuerbestattung*, bei der nach der Kremation die Urne in der Erde beigesetzt wird. Die *Erdbestattung*, bei der der Leichnam in einem Sarg beigesetzt wird, ist nicht mehr oft gewünscht, auch wenn sie bis in die Mitte des 19. Jahrhundert die einzige Bestattungsart in der Schweiz war. Zunehmend werden auch sogenannte *Naturbestattungen* vorgenommen, bei denen die Asche nach der Kremation an einem für den Verstorbenen oder dessen Angehörige wichtigen Ort verstreut oder beigesetzt wird.

Grundsätzlich ist niemand in der Schweiz verpflichtet, sich nach seinem Tod auf einem Friedhof bestatten zu lassen. Eine Ausnahme gibt es: Erdbestattungen sind nur auf einem Friedhof möglich. Was dagegen mit der Asche eines Verstorbenen geschieht, ist den Angehörigen überlassen. Vorschriften gibt es keine.

Auch hier gilt, dass es sinnvoll ist, wenn sich Familie und Freundeskreis auch unabhängig von einem konkreten Todesfall darüber verständigen, welcher Bestattungsort und welche Bestattungsform jemandem am ehesten entspricht und der Trauerarbeit der Hinterbliebenen am meisten hilft. Es gibt Menschen, die gerne einen bestimmten Ort haben, der sie an ihre Lieben erinnert. Es gibt andere, die keinen speziellen Ort haben möchten und deshalb Naturbestattungen oder Gemeinschaftsgräber vorziehen. Wichtig ist, dass Bestattungsritus, Bestattungsort und Bestattungsart den Zurückgebliebenen helfen, den langen Weg des Abschieds zu begehen. Ausserdem gebietet es der Respekt vor der verstorbenen Person, ihre in Bezug auf Abschied und Bestattung geäusserten Wünsche zu respektieren.

Es ist Teil aller Kulturen, dass die Bestattung durch einen Ritus begleitet wird. Meist wird der Ritus von der Religionsgemeinschaft des Verstorbenen gestaltet. In der Schweiz werden die meisten Bestattungen von christlichen Pfarrerinnen und Pfarrern durchgeführt. Die Bestattung wird gestaltet durch Gebete, Lesungen, Segenshandlungen. Vor oder nach der Bestattung findet ein Abschiedsgottesdienst statt, der persönlich auf die verstorbene Person und ihre An- und Zugehörigen ausgerichtet ist. Das Leben eines Menschen wird nochmals gewürdigt, Musik begleitet und stützt die Emotionen, die Pfarrerin oder der Pfarrer richtet das Wort an die Trauernden, um sie zu trösten und für den Weg des Abschieds zu ermutigen.

Die öffentlichen Friedhofskapellen stehen aber auch anderen Religionsgemeinschaften und freien Ritualbegleitern offen, die auf Wunsch der Trauerfamilien Abschiedsfeiern gestalten.

Zeit der Trauer

Auch nach der Bestattung geht die Sorge um die Toten weiter. Auf der ganzen Welt ist die Totensorge fester Bestandteil der unterschiedlichen Religionsgemeinschaften. Glaubensbilder nehmen die Vorstellung eines Lebens nach dem Tod auf. Viele Menschen auch ohne Religionszugehörigkeit finden die Vorstellung eines Lebens nach dem Tod tröstlich.

Das Band der Liebe überdauert auch den Tod. Die Beziehung zu den Menschen, die vor uns gegangen sind, verändert sich, kann innerlich vielleicht sogar noch einmal wachsen, ganz neue Facetten annehmen.

> Ich kenn meine Wunden
> Sie sind schon Narben
> Und tun doch weh
> Ich will vergessen
> Dass du gegangen bist
> Glauben, dass morgen Blumen wachsen.
>
> *Luisa Famos*

Trauern ist normal und gehört zum menschlichen Leben. Dabei bestehen zum Teil erhebliche kulturelle Unterschiede. Auch kann sich der Ausdruck von Trauer bei Männern und Frauen sehr stark unterscheiden. Wichtig ist, dass die Trauer in ihren verschiedenen Ausdrucksformen zugelassen wird. Sie braucht ihre Zeit. Traurig sein, den lieben Menschen vermissen, seine letzte Ruhestätte aufsuchen, über ihn sprechen, von ihm erzählen, kleine Alltagsrituale gestalten, immer wieder weinen: all das darf Platz haben und hört auch nicht nach ein paar Wochen auf. Oft kommt die Trauer in Wellen, wird an besonderen Tagen stärker, um dann wieder nachzulassen.

Auch Kinder können mit Trauer umgehen und selbst entscheiden, was sie aushalten. Ihre Trauerreaktionen zeigen sich oft im täglichen Verhalten, wechseln schnell und bedürfen sorgender Achtsamkeit und Stütze durch das Umfeld.

> Gott, sie sagen zu mir: Lass los!
> Ich kann es nicht.
> Meine Liebe loslassen?
> Wie grausam klingen diese Worte.
> Bitte hilf mir.
> Meine Erinnerungen sind mir wie kostbare Perlen.
> Ich will sie bewahren und nicht loslassen.
> Wenn schon loslassen, dann hilf mir loszulassen,
> was nicht mehr möglich ist.
> Aber hilf mir auch, zu bewahren,
> was möglich war.
> Amen.

Carmen Berger-Zell

Wenn die Trauer Hilfe braucht

Ein Trauerweg kann lange dauern. Die einen gehen ihn gerne allein oder mit den nächsten Verwandten. Andere suchen die Gemeinschaft mit Menschen, die ähnliche Erfahrungen gemacht haben. Viele Städte und Gemeinden bieten sogenannte *Trauercafés* oder auch Trauergruppen an: Orte, an denen Trauernde miteinander ins Gespräch kommen und sich über ihre Erfahrungen austauschen können.

Die Traditionen rund um die Trauer sind vielen nicht mehr vertraut. Hinterbliebene müssen oft feststellen, dass nach Monaten der Trauer ihr Umfeld mit Ungeduld oder Unverständnis reagiert. Im schlimmsten Fall bekommen sie Sätze zu hören wie: «Du bist immer noch traurig?», «Jetzt lebe doch endlich wieder!», «Die Zeit heilt alle Wunden». Wer schon einmal getrauert hat, weiss, wie schmerzhaft das ist, wie unverstanden man sich fühlt.

Pfarrerinnen und Pfarrer begleiten Menschen nach den Abschiedsfeiern mit seelsorglichen Gesprächen, in denen die Trauer geteilt und die schwierige Lebensgestaltung nach einem Verlust besprochen werden kann. Abschiednehmen ist eine Grenzerfahrung, in der die Fragen nach Sinn, Beziehung und Transzendenz besondere Aufmerksamkeit brauchen. Ein seelsorgliches Gespräch schenkt diese Aufmerksamkeit.

Es gibt Trauer, die die verfügbaren körperlichen und seelischen Kräfte übersteigen kann. In Zeiten der Trauer können auch vergangene und traumatische Erlebnisse neu aufleben. Da kann es *professionelle, therapeutische Unterstützung* brauchen. Die Hausärztinnen und Seelsorgenden kennen die entsprechenden Adressen und Kontakte.

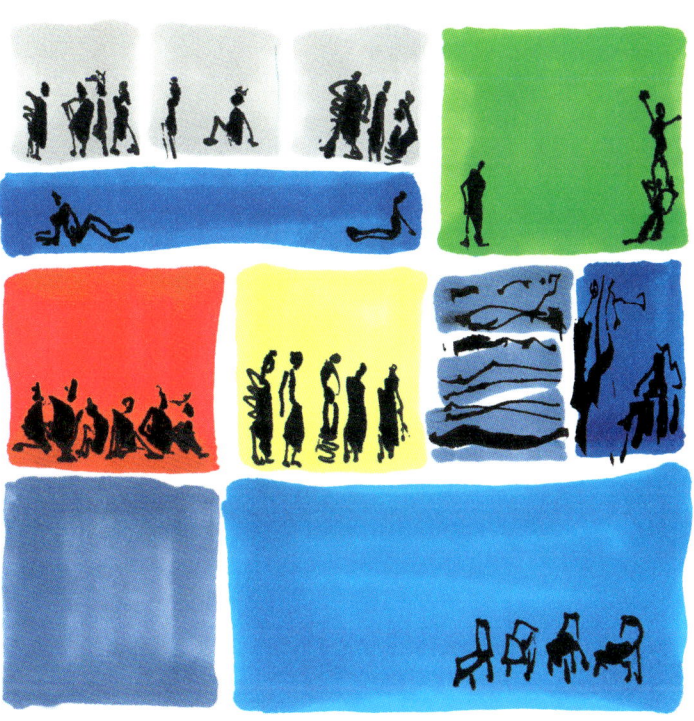

6. BEGRIFFE UND DEFINITIONEN AUS DER PALLIATIVVERSORGUNG

Was ist Palliative Care?

Palliative Care ist ein Betreuungsansatz für alle Menschen, die unter einer unheilbaren, fortschreitenden oder chronischen Krankheit leiden. Das beinhaltet auch Menschen im Sterbeprozess. Eine palliative Begleitung und Behandlung versucht, das Leiden dieser Menschen zu lindern und ihre Lebensqualität bis ans Lebensende bestmöglich zu erhalten.

Ausgang aller Bemühungen ist der betroffene Mensch mit seinen körperlichen, psychischen, sozialen, kulturellen und spirituellen Bedürfnissen. Entlang dieser Bedürfnisse gilt es, einen Prozess zu gestalten und zu begleiten. Die An- und Zugehörigen werden darin einbezogen.

Die Weltgesundheitsorganisation (WHO) hat 2002 folgende Definition veröffentlicht:

> «Palliative Care ist ein Ansatz, der die Lebensqualität von Patienten und ihren Familien verbessert, die sich mit Problemen konfrontiert sehen, die durch lebensbedrohliche Erkrankungen entstehen. Dies geschieht durch die Verhütung und Linderung von Leidenszuständen, indem Schmerzen und andere Probleme (seien es körperlicher,

psychosozialer oder spiritueller Art) frühzeitig entdeckt sowie korrekt untersucht und behandelt werden.

Palliative Care
- bietet Linderung von Schmerzen und anderen belastenden Symptomen;
- bejaht das Leben und betrachtet Sterben als einen natürlichen Prozess;
- hat weder die Absicht, den Eintritt des Todes zu beschleunigen, noch ihn hinauszuzögern;
- integriert psychologische und spirituelle Aspekte der Fürsorge für Patienten;
- bietet ein System von Unterstützung an, um Patientinnen zu helfen, bis zum Tode so aktiv wie möglich zu leben;
- bietet ein System von Unterstützung an, um Familien zu helfen, während der Krankheit des Patienten und in ihrem eigenen Trauerprozess mit den Belastungen umgehen zu können;
- nutzt einen Teamansatz, um auf die Bedürfnisse von Patientinnen und ihren Familien einzugehen, was – soweit erforderlich – auch Beratung im Trauerprozess einschliesst;
- verbessert die Lebensqualität und kann auch den Krankheitsverlauf positiv beeinflussen;
- wird bereits früh im Krankheitsverlauf angewendet, in Verbindung mit anderen Therapieformen wie z. B. Chemotherapie oder Bestrahlung, die darauf abzielen, das Leben zu verlängern. Dabei sind Untersuchungen eingeschlossen, die dazu dienen, belastende klinische Komplikationen besser zu verstehen und zu behandeln.»[22]

---

[22] Englische Originalfassung unter www.who.int/cancer/palliative/definition/en/

Allgemeine Palliative Care

Patienten in stabilen Krankheitssituationen werden durch die allgemeine Palliative Care begleitet. Dies kann frühzeitig im Verlauf einer unheilbaren Krankheit bzw. altersbedingter Gebrechlichkeit entsprechend sein. Erste Massnahmen *können* hier neben kurativen und rehabilitativen Ansätzen ergriffen werden, wobei die palliativen Leistungen mehr und mehr in den Vordergrund treten. Die meisten Menschen können im Rahmen der allgemeinen Palliative Care behandelt und betreut werden – das heisst, in den bestehenden Strukturen der Gesundheitsversorgung zu Hause (durch Hausärztinnen, Hausärzte, Spitex), im Pflegeheim, im Akutspital oder in einer Institution für körperlich und/oder intellektuell behinderte Menschen.

Spezialisierte Palliative Care

Die Patientengruppe der spezialisierten Palliative Care umfasst Patientinnen und Patienten, die auf Unterstützung durch ein spezialisiertes Palliative-Care-Team angewiesen sind. Dies, weil sie eine instabile Krankheitssituation aufweisen, eine komplexe Behandlung bzw. die Stabilisierung von bestehenden Symptomen benötigen oder bei deren Angehörigen die Überschreitung der Belastungsgrenze erkennbar wird. Dazu gibt es spezialisierte Einrichtungen.[23]

- Die Übergänge zwischen allgemeiner und spezialisierter Palliative Care sind fliessend. Je nach Situation und Bedarf muss die Begleitung und Behandlung durch die entsprechenden Angebote Dienste angepasst werden.

---

23 Bundesamt für Gesundheit BAG; Schweizerische Konferenz der kantonalen Gesundheitsdirektorinnen und -direktoren GDK; palliative ch (2015): Allgemeine Palliative Care. Empfehlungen und Instrumente für die Umsetzung, Bern, S. 8

Palliative Care im ambulanten Bereich

- *Ambulanter Pflegedienste (Spitex):* Mobiler Pflegedienst im Bereich der stabilen palliativen Grundversorgung.
- *Mobiler Palliativdienst*: Spezialisiertes, interprofessionelles Team, das in erster Linie die Fachpersonen in der Grundversorgung zu Hause und im Pflegeheim beratend unterstützt. In Absprache mit betreuenden, pflegenden Fachpersonen in der Grundversorgung beteiligt es sich direkt an der Behandlung. Es unterstützt und organisiert Übergänge zwischen ambulanter und stationärer Versorgung.
- *Tages- und Nachtstrukturen*: Patientinnen und Patienten können sich an vereinbarten Tagen bzw. Nächten in stationäre Betreuung und Pflege begeben. Dies dient zur Entlastung betreuender, pflegender Angehöriger.
- *Seelsorge in Palliative Care*: Für seelsorgliche Begleitung können die Kirchgemeinden oder Religionsgemeinschaften kontaktiert werden. Im Kanton Zürich gibt es eine spezielle Seelsorge-Hotline für Palliative Care.
- Informationen dazu www.zhref.ch/themen/palliative-care/seelsorge-hotline, Telefonnummer 044 554 46 66

Palliative Care im stationären Bereich

- *Palliativstation*: Spezialisierte Abteilung innerhalb eines Spitals. Für Patientinnen und Patienten mit fortgeschrittenen, unheilbaren Erkrankungen mit instabiler, komplexer Problematik und hohem Behandlungs- und Betreuungsaufwand.
- *Palliativ-Konsiliardienst*: Mobiles Palliativteam innerhalb eines Spitals.
- *Hospiz*: Ort der stationären Versorgung für schwerkranke und sterbende Menschen, deren Pflege und Betreuung zu

Hause nicht gewährleistet werden kann. Auf eine gastfreundlich-wohnliche Atmosphäre wird Wert gelegt. In der Regel sind dies eigenständige Einrichtungen, die sich zum Teil durch Spenden finanzieren. Betroffene werden dort als Gäste aufgenommen. Der Aufenthalt ist hier über Wochen bis Monate möglich.
- *Institutionen der Langzeitpflege*: Immer mehr Pflegezentren betreuen nach palliativ-hospizlichen Grundsätzen und entwickeln sich zu kompetenten Orten der palliativen Versorgung weiter.

Begleitdienste im ambulanten und stationären Bereich
Vermittlung von freiwillig engagierten Menschen: Die Freiwilligen werden in einer Grundausbildung auf ihren Einsatz vorbereitet. Sie werden von einer Fachperson vermittelt und stehen mit dieser und meist auch mit einer Gruppe in regelmässigem Austausch. Die Angebote reichen von Besuchsdiensten bis hin zu Sterbebegleitungen, sowohl im ambulanten als auch im stationären Bereich. Diese Dienste sind überaus wertvoll. Sie tragen zur Entlastung der betreuenden, pflegenden Angehörigen bei und stellen für die Betroffenen einen wichtigen Kontakt zum gesellschaftlichen Leben dar.

Eine Übersicht über die Versorgungsstrukturen im Bereich Palliative Care in der Schweiz findet sich auf den Seiten des Bundesamtes für Gesundheit.[24]

Umfassende Informationen finden sich auf www.palliative.ch

---

24 www.palliative.ch/fileadmin/user_upload/palliative/fachwelt/H_%20Downloads/Versorgungsstrukturen_DE.pdf

Hilfreiche Kontakte und Adressen
(bitte selbst eintragen)

Hausarzt/-ärztin:

Ambulanter Pflegedienst «Spitex»:

Spital:

Sozialberatung:

Seelsorge:

Ambulantes Palliative-Care-Team:

Palliativstation:

Hospiz:

Pflegezentrum:

Begleitdienste:

Andere wichtige Ansprechpersonen:

NACHWEIS DER ZITIERTEN GEDICHTE

S. 36: Luisa Famos, [Der Flügel des Todes], in: Poesias, Arche Verlag, Zürich 2003, S. 119 © Erben Luisa Famos, Ramosch

S. 37: Kurt Marti, HIE UND DA, in: Ungrund Liebe. Klagen, Wünsche, Lieder, Radius Verlag, Stuttgart 2004, S. 38 © 2004 by Radius-Verlag, Stuttgart

S. 50: Luisa Famos, [Ich weiss nicht ob ich das kann], in: Poesias, Arche Verlag, Zürich 2003 (3. Auflage), S. 85 © Erben Luisa Famos, Ramosch

S. 68: Luisa Famos, Der Klang, in: Ich bin die Schwalbe von einst / Eu sun la randolina d'ünsacura. Herausgegeben von Mevina Puorger, Limmat Verlag, Zürich 2004, S. 77 © 2004 by Limmat Verlag, Zürich

S. 84: Luisa Famos, [Du gingst], in: Ich bin die Schwalbe von einst / Eu sun la randolina d'ünsacura. Herausgegeben von Mevina Puorger, Limmat Verlag, Zürich 2004, S. 73 © 2004 by Limmat Verlag, Zürich.

S. 91: Luisa Famos, [Ich kenn meine Wunden], in: Ich bin die Schwalbe von einst / Eu sun la randolina d'ünsacura. Herausgegeben von Mevina Puorger, Limmat Verlag, Zürich 2004, S. 45 © 2004 by Limmat Verlag, Zürich.

S. 92: Carmen Berger-Zell, [Gott, sie sagen zu mir: Lass los!], in: Berger-Zell, Carmen; Prößdorf, Detlev (Hg.), Ich will euch trösten. Wege durch die Trauer, Neukirchen-Vluyn 2009 © Carmen Berger-Zell, Frankfurt am Main